失語症になった私から医療の現場で働くみなさんへ38のメッセージ

医療現場でのコミュニケーション——

沼尾 ひろ子

エスコアール

フリーアナウンサーの著者が突然の脳梗塞による失語症によって「読む」「聴く」「書く」「話す」全てのコミュニケーション機能を失った中で実体験した「医療の現場で働く方とのコミュニケーション」を元に、これから医療に携わるみなさんや、患者さんとのコミュニケーションに困っているみなさんがすぐに役立てることのできるコミュニケーションの実例と具体的な解決方法を紹介します。

まえがき

私は、二〇〇六年に突然脳梗塞を発症し、失語症となりました。フリーアナウンサーとして言葉で伝達する仕事をしていたので、この突然のコミュニケーション不能の状態は生きる意味を全く失ったと言っても過言ではありませんでした。そんな時、一番身近に接していたのは医師や看護師、言語聴覚士といった医療に携わる人達でした。入院中、私はかけられた言葉でとても嬉しかったことと悲しかった出来事の両方を体験しています。

初めて言語療法室を訪れた時のこと。目の前に、犬や太陽の絵が描かれた用紙を広げ、「これは何ですか？」と聞かれました。それは失語症がどの程度のものかと測る検査です。医療行為としては当たり前なのですが、言葉のプロとしての自尊心は粉々なのでした。こんなことを聞かれ答えねばならないのかと、涙がこぼれそうになりました。と、その時、言語聴覚士の先生は私の目の前からその用紙をしまったのです。「これは沼尾さんには必要ありませんね。こっちはどうでしょう」と。次に目の前に出されたのは、漢字にルビのついた短い文章でした。それは、初めてテレビ局のアナウンス部に配属されて最初の三ヶ月、毎日かかさず練習した滑舌練習の文章と同じものでした。もちろん読めはしませんでしたが、私はとても嬉しかったのです。慣れ親しんだその文章をもう一度読めるように頑張ってみようと思いました。

もう一つは、悲しい出来事です。あの日、言語療法室でのリハビリから病室へ戻る途中、文章の文節がわかるようになり、少しずつ笑顔を取り戻していた私は「これならいつか仕事もできるようになるかしら」とナースセンターにいる看護師さんに声をかけました。すると看護師さんは言いました。

「失語症ですからねえ」

私は現実から逃れたくて「失語症」という言葉にずっと蓋をしていました。この何気ないひとことでふいに蓋をはずされた私は、希望のないリハビリなんてして何になるのだろう、だったらリハビリなんてするものかと病室へ戻り大粒の涙を流しました。

先は長いのですからあせらないで。あまり大きな期待を抱かせない心遣いから出た言葉と今なら思うこともできます。でも、その時の私は「失語症なんだから仕事復帰なんて無理よ」と言っているように聞こえました。

言葉のとらえ方というのは、励ましに聞こえたり、意地悪に聞こえたり、その人の置かれた状況や心理状態によって大きく変わります。

前者の言語聴覚士の先生のケースに戻りましょう。お決まりの検査を最後まで押し通されたら、私は大きな心の痛手を負い、すぐにはリハビリに向き合えなかったでしょう。医療に従事する方が心を鬼にして検査をしなければならないこと、本来そうしなければならないことは理解しています。でも、時に、正しいと思われる言葉や行為には、患者の前向きな気持ちをそぐのと、希望の光を差し込むのと、両方の意味を持っていることを知っていただければ嬉しいです。

多くの期待を抱かせないこと、正確な情報を与えることは大切です。しかし、一番大切なのは患者に寄り添うこと。もし、その時、意にそわず傷つける言葉をかけてしまったら、誤解を解く努力をすることが大切です。会話を重ねること=コミュニケーションは育てることができます。

正しい情報共有をするためには相互に努力することが必要不可欠です。問題は、失語症が自分の気持ちを言葉で伝えることが困難な障害だということです。コミュニケーションのツールは言葉だけはなく、表情、態度なども重要なアイテムなので、そういった情報を見逃さないようにしてください。

これから医療に従事するみなさん、今医療の現場にいるみなさんが、コミュニケーションで悩んだり落ち込んだり、イライラしたりした時、少しでもお役に立つように、私が体験した脳梗塞発症から現場復帰までのドキュメントを軸に、コミュニケーションの具体的な方法を紹介しました。すぐに実践で役立つ三八のコミュニケーションテクニックは、さまざまなシーンやさまざまなパーソナリティに応用ができます。

CONTENTS

失語症になった私から医療の現場で働くみなさんへ38のメッセージ

医療コミュニケーションについて

誰でも少なからず一度は病院に行った経験があるでしょう。今まで一度も医者にかかったことがないという方もまれにいるとは思いますが、私達の人生に切っても切れないのが病院です。

では、人が病院に行く理由は何でしょうか。大きくは次の三つでしょう。①具合が悪いから。②具合の悪い原因を突き止めたいから。③具合の悪さを治して欲しいから。大抵の場合、元気な人、健康な人は病院には行きません。さらに、尋ねます。病院を訪れる人はどのような精神状態でしょうか。これはひと言で言えます。「不安」です。医療従事者はこの「不安」を取り除くことが仕事です。この本の本題、失語症者とのコミュニケーションに入る前に、患者の身体の不具合、精神的不安を取り除くというあたりまえの医療の目的をまずは再認識することからスタートしましょう。

さて、身体の不具合、病気や怪我の治療は医師の領域ですのでお任せするとして、患者の心の不安を取り除くにはどうしたらいいでしょうか。それは患者を孤立させないことです。医療者が病気を治すという同じ目的を持つパートナーであると、患者ご本人に認識していただくことが最も重要なことなのです。では、どのように？　そこに必要不可欠なキーワードが「コミュニケーション」です。コミュニケーション力は医療従事者が会得しなければならないもう一つの重要な技術です。

ここで、本題に入る前にコミュニケーションについてページを割くことにします。

コミュニケーションの定義はさまざまです。一二六の定義を見つけたという報告もあるほど多くの学者が研究を重ねています。いくつかご紹介しましょう。

「コミュニケーションは他者の行動やその影響に対して、
何らかの反応を示した場合に常に見られるものである」

L・A・サモーバー＆R・E・ポーター

「コミュニケーションは、動的でシステマティックなプロセスであり、
その中のシンボルにより、意味が創造され、人間の相互作用に反映される」

J・ウッド

「コミュニケーションは、人間の間での知識、アイディア、考え、概念、感情の交換である」

D・マツモト

コミュニケート（Communicate）はラテン語で、与える、分かち合うという意味があります（オックスフォード辞典）。原点に立ち返ると、考えや知識を与える、伝わる、交換することがコミュニケーションであると言えるのではないでしょうか。そこには「言葉」が介在します。「言葉」を介して理解し、理解してもらう。言い換えれば「伝える」「伝わる」ことができます。私達は「言葉」によって情報共有し、自分の存在価値が形成されます。

「言葉」の本質的役割はコミュニケーションなのです。

ところが、言葉のとらえ方というのは、その人の置かれた状況や心理状態によって大きく変わります。つまり、絶対的に正しく伝える、伝わることは不可能ということになります。どういうことでしょうか。

よかれと思ってかけた言葉が逆に悪意に取られたりした経験はありませんか？「頑張って」が励ましにとらえられることもあれば、意地悪に思われたり。伝え手から発せられた言葉は、場所や受け手の育った環境、状況、感情、言葉の理解度によって屈曲して伝わります。フィルターが存在する限り絶対正しい送受信は不可能と言えます。だからこそ、私達は正しく伝え、正しく伝わる努力をしなければなりません。コミュニケーションには双方が伝達事項の正しい共有を行う努力が必要不可欠なのです。

さらに、困難なのはこのフィルターが絶えず流動していることです。同じ人、同じ言葉でも、状況や感情が変わると、全く違う意味に取られてしまいます。コミュニケーションに正解はなく、これさえ覚えれば大丈夫！という法則は存在しません。つまり、向き合う患者の数だけコミュニケーションが存在することになります。考えただけで気が遠くなりますね。

一人ひとりの心に向き合うのは大変な労力ですが、それは時間的に無理と最初からさじを投げてしまうのはあまりにも残念です。

医療に従事することを生業に選んだ者が背負う重み。それは、ベルトコンベアから流れてくる部品を寸分違わず製品に作り上げる作業とは全く質が違います。

人間には心がある。育った環境、家族構成、性格、一人として同じことはありません。だからこそ教科書に当てはめるのではなく人間に向き合って欲しいと思います。

医療の現場は時に生と死という、その人の人生に直接関わる特別な場であり、そこで働く人間は命を預かる使命を担っています。命だけではありません。人生も左右する神のような存在と言っても大げさではありません。

突然脳梗塞になり失語症という後遺症を負った人は、夜の大海原に浮き輪一つで投げ出されたのと同じで孤独と恐怖、不安で押しつぶされそうな精神状態になります。これから突然降りかかったその人生を背負っていかなくてはなりません。その時最初に関わる医療者は、これからの人生を大きく左右するキーパーソンだということを忘れないでください。みなさんの言葉一つで、失語症者は前向きに生きていく舵取りができるし、逆に針路を見失い航行が困難にもなります。

医療の現場で働くみなさんは、このようにとても大変な、そして、崇高な仕事を担っているからこそ、その重責がきちんと患者に伝わるように、コミュニケーションできるように、少しでもお役に立てれば幸いです。

さて、コミュニケーションに法則はないという原点に戻りましょう。言葉の法則はありませんが最大公約数としての心の置き方やシチュエーションにおける情報共有の仕方はあります。あえて、コミュニケーションテクニックという言い方で、これから医療の現場、失語症者とのコミュニケーションを展開していくことにします。

プロローグ　脳梗塞発症の前触れ

異変は突然起きました。車は東北道蓮田パーキングを過ぎたあたり。ハンドルを握り都心を出て四〇分、急に左目の奥の方がズンと重くなりました。

この頃私は、月曜から金曜まで毎日放送される情報生番組のナレーションと、ラジオ番組の中継など計四本のレギュラー番組とイレギュラーの特番を担当していました。時間は不規則でしたが、責任のある仕事に生きがいを感じ、なんと言っても夢が叶って就いた仕事ですから生放送の緊張とともにハリのある毎日でした。

その週末は久しぶりのオフで実家に帰るため車を運転していました。一週間の疲れが出たのか、頭がボーッとして、眠くてたまりません。まぶたが降りてきてしまい、居眠り運転をしそうで怖くなりました。必死にハンドルを握り、次の羽生パーキングエリアに着くと、コーヒーを買い五分ほど休憩して出発しました。走り始めて間もなく、身体が鎧を着ているように重くて重くて我慢できないほどになってきました。全身にまとわりつく疲労感は今まで経験したことのないものでした。

一番左の車線をゆっくり走りながら、なんとか次のパーキングまでたどり着いたところで限界。駐車スペースに車を停め、シートを倒し目を閉じました。するとあっという間に深い眠りに落ちました。

目を覚ましたのは約三〇分後。まだ頭は重たかったのですが、重たいハンドルを握り実家へ向かいました。

得体の知れない頭の重みは、この後はっきり頭痛となって姿を現しました。私は普段めったにお世話になることはないのですが、鎮痛剤を服用することにしました。しばらく横になっていれば治るにちがいない。でも予想に反して、いつまでたっても、頭はグワ～ンと重く、頭痛はなくなりませんでした。

それどころか、この日から私の体調は坂を転げ落ちるように悪くなっていったのです。痛みは日増しに強くなり、その夜、気持ちが悪くなって、何度か洗面所に駆け込みました。頭痛薬は何錠飲んでも効かず、頭をガンガンと絶え間なくハンマーが叩きつけました。

「助けて」

月曜日から、頭を左手で支えながらナレーションを読んでいましたが、とうとう水曜日の夜、気持ちが悪くなって、何度か洗面所に駆け込みました。鎮痛剤は何錠飲んでも効かず、涙がこぼれました。眠ってしまえば治るかとも思いましたが、痛みと吐き気で睡魔もどこかに吹っ飛んでしまい、もう歩いてトイレにも行けず、仕方なく、赤ん坊のように這って用足しに行きました。

翌朝、このままでは仕事に支障が出ると思い、頭痛外来の病院に行くことを決意。市販の頭痛薬では治らないのだから、専門医に頭痛薬を処方してもらおうと思いました。ところが告げられたのは、

「少し気になるものが写ってるんですよ。このＣＴフィルムを持ってＭＲＩのある脳神経外科にすぐに行ってください。連絡しておきましたから。それから戻ってきてください」

かんべんして。私は頭痛薬が欲しいだけなのに。それが正直な気持ちでした。

とにかく今は、先生の指示に従うしかない。そうしないと処方してもらえない。しかたなくテレビ局に少し遅刻することを事務所のマネージャーに伝え、タクシーを拾って、座席に倒れ込みました。

01 病名告知のコミュニケーション

患者の感情 えっ私、死んじゃうの？

白髪まじりながら若々しい医師が、私のＣＴフィルムを照明に透かして見つめていました。

「まずね、今からＭＲＩを撮ってきてもらいますね」

「あっ、はい」

返事をして立ち上がろうとすると、医師は優しく言いました。

「車椅子で看護師に連れて行ってもらいましょうね」

再び車椅子で脳神経外科外来に戻ると、ＭＲＩの画像を見ていた医師は、思いもよらない言葉を口にしました。

「今日から入院できますか？」

あまりに思いがけなかったため、一瞬他人事のように思えました。なんとなく私が予想していたのは、「ストレスからきた頭痛ですね」とか、「目の疲れからきてるのかもしれませんね」とか、「肩こりはありますか？　運動不足ですね」とか、まあ、そういったたぐいの、「ああ、そういえば」と思いあたるような、または「そうそう、そうなんです」と相づちを打ちたくなるような診断結果でした。入院なんて予想外。そもそも、大病を経験したことのない私の辞書には、病気で「入院」なんて文字はありませんでした。

「入院って、今からですか? 私、これから仕事に行かなくちゃならないし、そうじゃなくても遅刻なのに、どうしよう」

午前中のテレビの生放送の後、午後からはラジオの生放送がありました。一七年間続けてきた、このラジオ番組への出演は私のライフワークとも言える大事な仕事。

グワングワン痛む頭の左側を押さえながら、私は必死で訴えました。

「あの、私が行かないと、スタッフに迷惑かけちゃいます。午後はラジオの生放送があるし。先生、今すぐ治る薬ないんですか?」

でも、医師の表情は変わりません。困ったなと思うと同時に、どこかでホッとする気持ちもありました。入院すれば、このグワングワン地獄から解放されるに違いない。

「まだ、はっきりしたことは言えません。とにかく、一週間入院してもらって、詳しく検査しましょう。くも膜下出血の初期の疑いもありますし」

「くもまっか」って、あのくも膜下? 詳しく知っているわけではありませんでしたが、確か、倒れてそのまま亡くなる人もいるという、くも膜下?? 恐ろしい病名をさらっと言われ、私は動揺することすら忘れてしまいました。しばらくポカ~ンとしていましたが、ここは脳神経外科。私達にすればドキッとするようないろんな病名が、スタッフの間では日常茶飯事に交わされる場所なのだろうと妙に納得しました。

病室の準備ができるまで、外来診療室の隣の小部屋で横になっていました。何もない味気ない天井を見つめながら、これから周囲に迷惑をかけることを申し訳なく思っていました。一週間だけ、という言葉に自分を納得させ、番組スタッフや所属事務所に早くメールしなきゃ、と気ばかり焦っていました。

コミュニケーションテクニック

正確な情報をわかりやすい言葉で提供しましょう

原因がわからないから、または、症状の改善のために病院を訪れた時、人は医療者から告げられる言葉に大きく二つの反応を示します。過剰なマイナス反応を示す人は、「人生の終わり」「重病なの!?」「死ぬかもしれない」といった負の感情に支配されます。楽天的に物事をとらえる傾向にある人は、「大丈夫、大丈夫」「先生がなんとかしてくれる」「自分だけは助かる」といったプラス思考の感情に支配されます。どちらにしても、振り幅が大きい感情を取り除かないと、よりよい医療の妨げになります。

では、最初に病院に訪れた人にどういった診断内容と治療方針の伝え方をすればよいのでしょうか。コミュニケーションは流動的であり、決まりがないことはすでに前章の中で伝えました。とすると、マイナス感情に支配される傾向のある人には、不安材料のきっかけとなる言葉をなるべく使わない。また、楽天的に物事をとらえる傾向にある人には、きちんと向き合わないと治療がうまく進まないことなどを伝える。そういった少しのさじ加減ができれば、生きたコミュニケーションとなり、引いては病気を治すという共通の目的を正しく達成することができます。

でも、初診のわずか数分で相手の感情の支配のされ方の傾向を正しく分析することができるでしょうか。それは難しいことですね。患者の用いる言葉の傾向で大まかな分析はできたとしても確実性は低いでしょう。

初診のコミュニケーションで大切なのは、**オールマイティーでフラットな正しい情報の共有**です。必要以上の恐怖の感情や安心感を芽生えさせない、事実の伝達。必要な情報をしっかり与えるための絶対条件は、わかりやすい言葉で説明することです。医療従事者の間で頻繁に使われる言葉は、一般の人とはかけ離れたものが多く、わかりにくいことが多いです。意図していないにも関わらず、時には差別的な言葉を投げかけてしまい、そうでなくても不安を抱えて来院している患者の心に不安を上塗りして傷つけてしまいます。

医療言語多用の落とし穴

医療言語は、専門用語であるがゆえに、対象は心の通う人間であるにも関わらず、物のように扱われるように感じることがあります。そのように感じた患者は医療者に対して心を閉ざし、正しい情報を医療者に与えません。そのことで、医療者の判断材料は減少し、よりよい医療を施すことができなくなります。

適切な医療を施さなければ、「あの医者はダメだ」「あの病院には二度と行かない」といった悪感情で判断されてしまいます。「患者と医療従事者は同じ目的を持つパートナーである」ことを忘れ去られてしまい、双方にとって悲しい結末にならないように、**普段の生活で使うわかりやすい言葉を用いて説明する**ことを心がけましょう。

その言葉が専門用語なのか、一般的に理解してもらえる言葉なのかわからない場合は、患者に確認するとよいと思います。「今の私の説明はわかりましたか?」「理解していただけましたか?」などと尋ねてみます。

その時注意するのは、相手に、バカにしているのか、と思われない聞き方です。この時、「非言語コミュニケーション」(※1)の手法の中でも「側言語」(※2)が大活躍します。もし、伝わらない場合は何度でも違った言い方でトライしてください。会話を育てる=コミュニケーションを育てる努力を怠らないようにしましょう。

※1　非言語コミュニケーション：表情やしぐさ、目の動きといった言葉を用いないコミュニケーション。
※2　側言語：声色やイントネーション、スピード、間といった話し言葉のコミュニケーション。

02 入院告知のコミュニケーション

患者の感情

仕事があるんだけれど……

仕事をしている人にとって仕事を休むということは、思うほど簡単なことではありません。責任を負う立場のポジションについている人ならなおさらです。

行動を促す要因はこの場合、「医療者として入院をしてもらうことが最良であると判断→患者が判断できる材料をわかりやすく説明→患者も了承し共に原因を突き止めていく決断をした」という図式になります。

実際に瞬時に判断できる材料の提示をしてもらったことが後の私の人生を大きく左右することに繋がりました。つまり、「伝える→伝わる→繋がる」が実現したわけです。

余談ですがもう一つ、私自身のフィルター要素がありました。今まで自分からできないと言って仕事を断ったことがありませんでした。それが私の仕事へのポリシーだったのです。今回も、私は仕事を休みたいと思って病院に来たわけではなく、仕事で最高のパフォーマンスをする状態になるために訪れたわけです。

医師の方から「入院」という言葉が出た時、困ったなと思うと同時に実はほっとする部分も大きかったのは、そのくらい身体の状態が悪く、つらかったからですが、自分から「仕事はできません」「休みます」という選択肢はありませんでした。私ではなく医師がそう言ったのだから休む決断ができたと言えます。

コミュニケーションテクニック①

状況・目的・手段・期間を明確に伝えましょう

状況と目的、手段、期間をはっきり伝えてもらったことが、入院という予想外の言葉によるショックが大きかったにも関わらず、正しい選択をすることができました。

状況＝くも膜下出血の疑い
目的＝原因を確定するため
手段＝検査入院
期間＝一週間

コミュニケーションテクニック②

言葉以外のツールを総動員しましょう

正しい情報を、感情のフィルターをできるだけ排除して的確に伝える話に戻りましょう。

くも膜下出血の疑いも考えられると言われた時、一瞬、怖いと思いました。恐怖で震え上がるほどではありませんでしたが、死という言葉が頭をよぎったのも事実でした。どうしよう、私、死んじゃうかもしれないの？ とまでの負の感情に支配されなかったのは、医師のにこやかな笑顔と優しい語り口のおかげでした。まさに、言葉そのものの強烈なインパクトを、言葉以外の伝えるツールが緩和したわけです。これが側言語の力です。

もし、くも膜下出血という言葉が出なかったら、私は入院しようとまで決断できなかったかもしれません。

正しく伝えたい事実を過多な感情に左右されないように伝えるには、**言葉だけでなく、表情や態度、声のトーン、それらを総動員することが大切です。**

03 具合が悪い患者の気持ちを受け止めるコミュニケーション

患者の感情

このつらさ、わかってくれるんだ

番組のことが気がかりでならなかったけれど、こうなったら、もう観念するしかない。そんなことをあれやこれや考えていると、頭のグワングワンした痛みと吐き気はひどくなるばかりでした。少し涙目になっている私のところに、看護師さんが、お弁当箱ぐらいのトレーを持ってきてくれました。

「気持ちが悪かったら、我慢しないで、ここに吐いてくださいね。**つらいでしょう。でも、もう大丈夫ですからね**」

優しい言葉に、本当に涙が出そうになりました。こうして私はこの病院で長い月日を送ることになったのです。そして、この後生死の境をさまようことになろうとは、想像もしていませんでした。

コミュニケーションテクニック

共感していることを伝えましょう

私のつらさを理解してくれている、と感じた時の安堵感は計り知れません。病院という特殊な状況では信頼関係を結ぶ一番の近道と言えます。**あなたのつらさ、気持ちをしっかり受け止めましたよ、というメッセージを患者に伝えること**、そして、それが相手にきちんと伝わった時、真のパートナーとなり得ます。

看護師の方の「つらいでしょう」で私はどれだけ救われたか知れません。苦しみや痛みは当人が感じるもので他人には本当の意味でわかってもらえないと、どこかで患者側も線を引いている部分もあります。

ところが、「気持ちが悪かったら、我慢しないで」の言葉で孤独から一気に解放されたのです。「理解している＝共感」はコミュニケーションの「伝える」重要なテクニックと言えます。

問題は、それをどのように伝えるか。どんな言葉で伝えるか。

共感を伝えたくて言葉がけしたのに不機嫌な顔をされた経験はありませんか？

「大変ですね」の落とし穴

よく使われがちな言葉に「大変ですね」があります。どんな場面にも応用が効くので便利なのですが、「つらいでしょう」

と共感して言っているにも関わらず、場合によって患者は突き放されたように感じたり、他人事のように思っているのだな、と否定して心を閉ざしてしまいます。便利だからこそ、つい多用してしまいがちですが、本当にそう思っているの？　と懐疑的になってしまう患者さんの心理を理解しておくといいと思います。文脈の中で用いるのであれば、誤解は少ないので絶対使わないと決める必要はありません。たとえばこんなふうに。

「ここまでよく我慢してこられましたね。大変だったでしょう」

「わかりますよ」の落とし穴

「わかりますよ」も要注意です。「わかります」はそのものずばり共感を示す言葉なのに、何がいけないのでしょう？往々にして「上から目線」ととらえられやすいことが原因です。普段の会話でも「わかる、わかる」とうなずかれると、自分の経験が軽んじられたように思った経験はありませんか？

私が今体験していることは、本当に大変で特別なことなのに、そんなに簡単にあなたにわかるわけない、軽く扱って欲しくないという気持ちが生じ、本当はわかってないんでしょうと不信感さえ募らせてしまいます。

そんなつもりはないのに、なんて残念なことでしょう。伝える↓伝わらない。つまり、コミュニケーションが図れていないのです。「わかります」も大変便利な言葉ですが、使う時には注意が必要です。**少し、へりくだって**みてください。たとえばこんなふうに。

「すべてを理解できているとは言えないかもしれませんが、わかります。つらいですよね」

患者さんは、自分のことを理解してくれようとしているんだと感じ、パートナーとして認めてくれるでしょう。

吐き気がするほど頭痛がすると訴える患者さんが多く訪れるので、今のあなたのつらさがわかります。と、体験の共有を伝える方法もあります。この場合も「自分のつらさを他と一緒にしないでくれ」と患者さんが不快感を示すことがあります。

体験の共有にはより慎重にならなければなりません。すでに信頼関係が築けているなら、知識や経験の豊富さは安心感につながりますが、初対面の場面では患者さんに嫌な思いをさせてしまう確率が高いと思います。

もし、この手法を使いたいなら**フラットに事例を伝えて**みてください。たとえばこんなふうに。

「ここには多くの方が吐き気を伴う頭痛で訪れます。つらいでしょう。我慢しないで吐いていいですからね」

言葉ではなく態度や表情で共感を伝えることもできます。言葉で伝えようとするあまり、気分を害してしまったり、患者さんを傷つけてしまっては元も子もありません。何も言わなくても、背中をさすってくれたり、口元にトレーを近づけてくれたりしたら、自分のつらさをわかってくれているんだとほっとした気持ちになります。

何度も言いますが、コミュニケーションに法則はありません。流動するフィルターが存在する限り何万通りのコミュニケーションが生まれます。根底に、相手を理解しようとする熱意さえあれば、取り返しがつくことも忘れてはなりません。ですから、もし間違って傷つけてしまったとしても、けっして怖がらずに、伝えることをあきらめないでください。

04

気を遣いすぎる患者とのコミュニケーション

患者の感情

真夜中に看護師さんをお呼びだてするなんて……

入院して改めてわかったことがあります。それは看護師さんの忙しさです。いわゆる雑務的なことも看護師さんの仕事だったことに驚きました。また、二四時間患者さんの変化に気を配ることももちろん仕事。交代制とはいえ、ちょっとした状態の変化が治療にはとても重要なので気が抜けないのです。表情や使う言葉の変化にも敏感にならなければなりません。患者が落ち込んでいるとかハイになっているとか、気分の極端な変化は特に注意です。病気や怪我は身体だけでなくメンタルにも影響を及ぼします。元気になって退院して○○したいというような目的に向かう気力がなくなると治療にも積極的でなくなります。

入院当初、脳梗塞発症前の私は、看護師さんは本当に大変だなあと有り難く思うと共に、少しのことで看護師さんを呼ぶことはやめよう、自分でできることはできるだけ自分でやろうと思いました。

ところが、入院して五日目の深夜。入院する前に悩まされた、あのハンマー攻撃が復活したのです。いえ、それを上回る強烈な頭痛。どうしよう、ナースコールしようか、何度もコールボタンに手が伸びましたが、結局、真夜中に看護師さんをお呼び立てするのは悪いなあという気持ちと、点滴しているから状態はよくなっているはずなのに「ますます頭が痛い」と伝えることが申し訳なくて、朝までじっと我慢してしまいました。

朝六時半、看護師さんがお茶を持って入ってきた時、私はほっとしながら、

「あの、頭が痛いんです……」と、ベッドから起き上がることができないままつぶやきました。ところが、「お茶は、ここに置きますね」と言って、看護師さんはそのまま行ってしまったのです。ああ、どうしよう、私は子供のように涙が出てきました。すると、しばらくして、もう一度、病室のドアが開き、今度は別の看護師さんが検温に来ました。

「あ・た・ま　イタい」

今度は、先ほどより、少し頑張って声に出してみました。

それから、どのぐらい時間がたったのか定かではありません。そこから先、私は目をあけることができず、音だけの世界にいました。ドアがスルスルッと開く音。パタパタパタ。看護師さんの白いサンダルの音。シャワシャワシャワ。ストレッチャーの小さい車輪の音。そして、複数の人の気配。

「沼尾さ〜ん」

名前を呼ばれたような気がしました。それも、ずいぶん遠くで。私の身体は、硬くひんやりとした無機質な台の上に移されました。シャワシャワ、シャワシャワ。頬にかすかな風。私はＣＴとＭＲＩを撮りに連れていかれたのでした。結果的に、これが脳梗塞の発症だったのです。

さて、最初に病室にやってきて私の異変に気づかず退出してしまった看護師さんに戻りましょう。私があまりにもか細い声だったので、聞き取れなかったのですね。それに、私も朝まで待ってやっとの思いで声に出してみたものの、肝心な時に声は声にならなかったのです。自分では訴えたつもりでも布団の中で音がこもってしまったとも考えられます。いずれにせよ、メッセージを伝えきれなかったのですから、私にも反省すべき点があったのです。

コミュニケーションテクニック

ルーティンこそ注意！

これから私が伝えることは、当然わかっているし、すでに実践していると感じる方も多いかもしれません。でも、多忙を極める看護師さんにあえて言います。患者さんの表情を目で確認してください。

声にならなくても、つらそうだったり、蒼白だったり、脂汗をかいていたり、具合の悪さを伝えるメッセージがきっとあります。せっかく病室を訪れベッドサイドまでお茶を運んでくれたのですから、顔を見て声をかけてください。ちょっとした変化を見逃さないこと。**患者さんのメッセージをしっかりキャッチして、次のボールを返してください。**

名前で呼びかけるのです。

「〇〇さん、どうしました？」

もし、答えられなかったとしても側言語で読み取りましょう。

日々行っているルーティンこそ、要注意です。

05 失語症者との話しことばコミュニケーション

患者の感情 なんで幼児言葉で話しかけるわけ？

気がつくと病室のベッドの上にいました。

少し落ち着き、窓の外に目を向けると、どんよりした曇り空しか見えません。私自身は、相変わらず点滴につながれたままです。よく見ると、管が一本増えていました。左手の人差し指がクリップではさまれて、その先に機械が。どうやら私の身体は完全に監視されているようでした。

ひとまず友人達にメールを送ることにしました。ところが、あれっ、どうしたんでしょう。メールがうまく打てないのです。伝えたいことがあるのに、頭の中で文章を組み立てることができませんでした。

携帯電話に視線を落としてじっと見つめました。五十音はどんなふうに配置されているんだっけ。携帯電話のキーはちゃんと見えているのですが、文字が拾えない。それでも、とにかく指を動かしてみました。画面に出るのは、いろんな文字と記号がメチャクチャに入り混じったメール。まるで、赤ちゃんがいたずらしてお母さんの携帯電話を触ってできたメールです。おかしい。でも、何度やっても同じ。メールが打てませんでした。このままでいいや。とにかく送ろう。伝えたいことはわかってくれるだろう。そう思って、メチャクチャなメールを送信しました。

「ＭＲＩに脳梗塞巣がはっきり映りました。命に別状はありませんが、脳梗塞は八センチもあって大きいです。ちょうど言語を司るところにあるので後遺症が残るかもしれません」

容態の急変に連絡を受け病院に駆けつけた家族に医師はそう告げたそうです。でも、そのことは私には告げられませんでした。

周囲がぼーっともやに包まれたような状態になってどのくらいの時間がたったのでしょう。ふと気がつくと、看護師が、私の目を見ながらゆっくり大きな声で何か聞いています。

「お名前は？」

「・・・・・・・・」

「お・な・ま・え・は・な・ん・で・す・か？」

音、一音、区切って聞かれ、質問されたことがわかりました。どうして、名前なんか聞くんだろう。しかも、幼稚園児に尋ねるみたいに。そう思いながらも、質問にはちゃんと答えようとしました。ところが、

「え〜っと、え〜っと……。ひ　ろ　こ　」

下の名前は言えたものの、どうしても、名字が出てきません。私は、自分の左手首に目を落としました。左手には規定のリストバンドが巻いてあり、そこに患者番号と病室、そして名前が漢字で書かれてあったことを思い出したからです。でも……。

「……これ　……、なんてよむの……」

「沼尾って書いてあるよ」

隣にいた家族が教えてくれました。
「ぬ ま お ?」
私は、自分の名前もわからなかったし、字も読めませんでした。

コミュニケーションテクニック

幼児言葉で話しかけない

急性期の時、本人は自分の置かれた状態をあまり理解していない場合が多いです。当然、名前がわからないことが深刻な状況だと気づいていません。

医療従事者や家族が、言葉の理解ができない本人に対して、わかりやすく伝えようと親切に言葉がけしたことが、本人は「子ども扱いするな!」または、「認知症じゃない!」ととても腹立たしく感じます。

自分自身がうまく表現できないことで苛立っているというより、周囲の人の態度や言葉がけにバカにされたように感じるのです。

医療従事者や家族が注意しなければならないのは、質問した時本人が理解できていないと思われる言葉は、ゆっくり、一語一語はっきりと。でも、けっして幼児言葉を使わないこと!

NGワード　　　　　　　　**正解ワード（例）**

「おしっこですかぁ？」　↓　「トイレに行きますか？」

「お名前を言えるかなぁ？」　↓　「すいません、お名前を教えていただけますか？」

「はい、あ～んして」　↓　「お食事を召し上がりますか？」

失語症は知的レベルの低下ではありません。一般の大人、目上の人と話をするように丁寧な言葉を使いましょう。また、場合によってはあまりかしこまった言い方よりもざっくばらんな言い方を好ましく思う方もいます。いずれにしてもその方が普段職場などで会話している話し方が本人の自尊心を傷つけることなく信頼関係を結ぶ近道です。とはいえそういった情報を発症直後に得ることは難しいですね。まずは、**丁寧な言葉遣いで、本人の目をしっかり見て、はっきり尋ねてください**。声を大きくする必要はありません。音の認知はできているので大声は騒音になるだけです。

06 自分より年上の失語症者とのコミュニケーション

患者の感情 バカにするな!

脳梗塞による失語症者は多くは働き盛りの四〇代から高齢者で、みなさんより人生経験を積まれた方が多いと思います。場合によっては、ご自分の両親や祖父母ぐらいの方とのコミュニケーションが主になるかもしれません。

会社で言えば、上司、部長、社長といったポジションの方が失語症になった時、精神的にどれだけのショックを受けるか想像してみてください。それまで部下を指導したり、営業成績トップクラスであったり、経営者として会社の舵取りをしてきた方が、突然、音としての言葉しか発せられない、または、難しい会話のやりとりが困難になってしまった。そのために、自分の子どものようなみなさんから、ゆっくり話しかけられたり、簡単なわかりやすい言葉で尋ねられたり、もっと言えば、子どもに話しかけるような親しみを持った態度で接せられる。

脳の損傷部位によるところもありますが、バカにされたように感じ、とても腹立たしい気持ちになって性格が変わったように怒り出したり、気性が荒々しくなったり、感情の起伏が大きくなるのは、そういった理由もあります。社会的ポジションが高い人ほど、それまで人一倍の努力をして築いてきた城壁はもろく崩れてしまいます。情けなくてやりきれなくて、自尊心が粉々に砕け散って、しまいには前向きに生きる意欲を失ってしまうのです。

コミュニケーションテクニック①

ですます調で話しましょう

みなさんがよかれと思って親しみをこめた、ややもすると幼稚な言葉がけは、年上の失語症者を貶め、苦しめることを知って欲しいと思います。では、どのような接し方がよいのでしょうか。簡単です。普段みなさんが目上の人と話す時、「〜です」「〜ですか?」「〜します」「〜しますか?」といった「ですます」調で話しますよね? それだけでいいのです。「〜?」といった体言止めの聞き方や、「〜だね?」「〜食べる?」といった子どもや友達に話しかけるような問いかけは、一般的にも失礼な話し方だということはわかりますね。失語症の方が言葉をうまく発せられないからといって、言葉づかいまで、幼くしてしまうのは大きな間違いです。ゆっくりはっきり、丁寧な言葉で話しかけるようにしてください。失語症者の一人として見るのではなく、失語症である大人として接することを心がけてください。

コミュニケーションテクニック②

パワーバランス意識を捨てましょう

もう一つは、医療従事者と患者というパワーバランスの問題があります。失語症者は弱者で医療従事者は強者であるという無意識の思い込みが、話し方に表れてしまうのです。絶対的権力を持つ医療従事者の言うことを聞きなさい、聞かなければあなたはダメな患者です、と力による上下関係が無意識のうちに言葉に表れると、上から目線で命令口調になったり、親が子どもを叱るような言い方になってしまいます。

医療の場で、パワーバランスは存在しません。どちらかが偉いということはありません。医療従事者と患者は同じ目的を持ってタッグを組むパートナーなのです。

あくまでも、対等な関係であることを忘れないでください。そうすれば、たとえ、言葉がうまく発せられない、みなさんの言っていることが正確に意味に結びつけることが困難な失語症者であっても、敬意を持って接することができるはずです。

年上の患者さんと話すのは苦手という人は、今まで高齢者や年配の方と話す機会があまりなかったというのも理由の一つではないでしょうか。三世代で同居する家族も少なくなっていますし、核家族でも、ご両親とそろって会話をする時間もあきらかに減っていることが周知されています。経験がないのですから、苦手なのは当然です。ですから、最初から完璧にできなくてもいいのです。経験は宝です。間違った言葉がけをして相手を傷つけてしまったり、不快な思いをさせてしまったら、コミュニケーションをやり直せばいいのです。謝る。何がいけなかったか聞いてもいいでしょう。そして、もう一度、自分の思いを伝える。コミュニケーションはお互いに育てるものです。

07 理不尽なことを言う失語症者とのコミュニケーション

患者の感情

アンタは何もわかっちゃいない！

失語症の患者さんが自分より年上で人生経験を多く積んでいても、感情的に怒ったり、理不尽な攻め方をしてくることもあります。それも自分の感情を相手に伝えるという意味でコミュニケーションです。ただ、医療従事者といえども、悪感情を受け取った側はいい気持ちがするわけがありませんよね。そういった時、負のボールを抱えたままにする必要はありません。負のボールは持たない。ただし、すぐに相手に投げ返しません。直球で打ち返すと感情の応酬になり、言い負かした方も言い負かされた方も、結果小さな負のボールを抱えたままになってしまいます。好き・嫌いの感情で、よりよいパートナーシップが結べるはずがありません。

コミュニケーションテクニック

投げかけられた負の言葉をリピートしてみましょう

ぶつけられた感情、負のボールは一度受け止めます。言われた言葉をリピートしてみるといいでしょう。たとえば、「アンタは何もわかっちゃいない！」と言われたとします。「そうなんですね。私は何もわかってはいないんですね」と、同じ言葉を繰り返してください。負のボールをそっと投げ返すのです。相手から、自分の言った言葉を聞くことで、客観的に自分の言った言葉を理解することができます。「何も」とは、とても悪感情ののった言葉です。そこを、事実か感情なのか認識させることができます。

「いや、何もというわけではないが……」

負のボールを持たずに、優しく投げ返す。これも、コミュニケーションを育てる方法の一つです。

コミュニケーションに正解はありません。失敗はたくさんしてもよいのです。なぜなら、育てるものだからです。

08 聞かれたことがわからずに困惑している失語症者とのコミュニケーション

患者の感情　何を聞かれているのだろう？

何か質問されている、自分に何か聞いている、それはわかっている。でも、何が聞きたくて聞いているのだろう、そして、どう答えればいいのだろう。失語症者が聞かれたことが意味とマッチングできず困惑していることがわかった時には、**尋ねられた言葉の意味を理解できる時間をカウント**してください。待つのです。

脳の中でそれまで超速で行われていた情報処理が、機能不全に陥ったため緊急時モードに切り替わったような状態です。一度にたくさんの情報処理が追いつかないと思ってください。

「トイレに行きますか？」

「……」

今、何か言っている。自分に尋ねているのだな。なんと言っているのかな？

コミュニケーションテクニック①

発声までの待ち時間をカウントしましょう

私達は耳から聞こえてくる音をどのように理解しているのでしょうか。ひとくちに音声といっても膨大な情報量を持っています。まずはその中から赤ちゃんの頃から今まで蓄積された音韻のどれに相当するのか選び出します。次に意味とマッチングします。

夢を見ている最中に揺り動かされている時、なんか言っているな、誰だろう？　なんて言っているのかしら？　などぼんやり思いながら次第に言葉ははっきりしてきた経験はありませんか？　それと少し似ているかもしれません。Chikoku suruwayo hayaku okinasai ??　徐々に音の意味がはっきりしてきて「遅刻するわよ、早く起きなさい！」という声に飛び起きたこと。音の情報処理で、男性の声、女性の声、のんびりした声、緊迫した声、大きな声小さな声、怒鳴っているのか笑っているのか、家族？　先生？　チコク？　遅刻？　さまざまな情報を経て意味の理解へとつながります。

膨大な量の情報ボックスの中から超高速で必要な情報だけを取りだし言語の理解を行う脳の働きに改めて敬意を表さざるを得ません。私達はそれらの機能が備わっていることをあたりまえのこととしてふだん会話しています。

ところが、失語症はそれらの機能に障害がもたらされるため、あたりまえの会話が困難になってしまうのです。耳から入ってくる音と脳の中に蓄積された言語情報をマッチングさせることが難しいわけです。言語情報そのものがなくなってしまうわけではなく結びつける回路が不具合を生じている状態です。

ですから、知識レベルの低下によって聞かれたことがわからない、理解できないというのではなく、聞かれたこと=音声が言語に変換されないため、当然意味もわからず、事象のイメージもできないのです。

「聞かれたことがわからない」正確な状態をご理解いただけましたか？

コミュニケーションテクニック②

キーワードとなる単語を繰り返しましょう

聞かれたことがわかっていないかもしれないと思った時には、もう一度尋ねてみてください。その時、**キーワードとなる単語を繰り返し**ます。繰り返しているうちに言葉のマッチングができてくる場合があります。

「トイレに行きますか？　トイレ」

09 相づちを打つ失語症者とのコミュニケーション

患者の感情

何だかわからないが、相づちだけ打っておこう

急性期の私の記憶は、非常に不鮮明です。覚えているのは、目が覚めてから眠るまで、いつもお寺の大きな鐘の中にいるように、頭の中でグワングワンと音が鳴り響いていたこと。付き添われてトイレに行き、便座から立ち上がろうとすると、頭がクラッとすること。早く退院して仕事に戻りたいと伝えたいのに、それを言葉にできなくて、もどかしくてたまらないことなどでした。そして、医者や看護師に何か質問されると、必ず「大丈夫です」と答えていました。いや答えようとしていました。もしかしたらきちんと言えていなかったかもしれません。その時はそんなことすらわかりませんでした。とにかく、「もう大丈夫」と意思表示さえ言えば、早く退院させてくれるのではないかと思っていたような気がします。

ある日、ぼんやりしていると、ごく親しい友人がお見舞いにきました。

友人達は、私を真ん中にしてワイワイ賑やかにおしゃべりを始めました。友人達は外国語でしゃべっているようでした。それも、広い教室でとても遠くから聞いている授業のようでした。そして、私は先生の話も上の空のダメな生徒。ゆっくり話しかけられると、わかる部分もあれば、わからないところもありました。実際、わからない部分の方が多

かったのです。数人が普通のスピードで会話しているのをそばで聞いている場合は、全くわかりませんでした。たとえばロシア語とかフィンランド語とか、普段全く縁のない言語の国に、一人迷い込んだような感じ、とでも言えばいいでしょうか。でも、楽しそうなことだけは雰囲気でわかりました。私の心も華やぎ、ニコニコして聞いていました。会話に加わりたいので、途中で「そうなの〜」と相づちを打ちました。友人達は、私の顔を見て、うなずくと、また笑いながらおしゃべりを続けました。

「名前、取り違えていたね」

帰り道、友人達は「大変なことになっちゃったね」と話していたのだと後で教えてくれました。私はまったく脈絡なく相づちを打ち、その場にいた友人達の名前もごちゃごちゃにして呼んでいたそうです。

コミュニケーションテクニック

イエス・ノーを示すことができる質問をしましょう

私がわかったふりをして相づちを打っていたように、何を聞かれたのか、何を言っているのかよくわからなくても、意思表示をしたくて「ウン、ウン」「ウウン」と言いながら首を振ってしまうことがあります。縦に振ってしまう方、横に振ってしまう方。どんな質問にも同じ反応をするため、医療従事者の方は注意してください。意味は理解していて言葉が出ないだけなのではないのです。わかっていないことも多いです。

大事な情報を聞き出したい時には、イエス・ノーをはっきり意思表示できるように質問する必要があります。

例「食欲はありますか？　ある？（間）　食欲はありませんか？　ない？（間）」

どちらかにより強い反応を示した時の「ウン、ウン」「ウウン」を注意深く観察してください。

大切なのは思っていることを伝えることと伝わることです。その手段は言葉でなくてもよいのです。伝わらないことが失語症の方をいっそう苦しめます。

まずはどんな手段でもいいので、あなたの言いたいことを聞きますよ、という態度が失語症の方を安心させます。

そして、伝わった時の喜びは何物にも代えがたい喜びです。一人じゃない。孤独じゃない、そう思った瞬間から生きる力が湧いてきます。

10 言葉の意味理解が乏しい失語症者とのコミュニケーション

患者の感情

……？

耳から入ってくる音声と言葉の意味が結びつかなくて困っていることもあります。

コミュニケーションテクニック

ジェスチャーも加えてみましょう

単語を繰り返しても、意味理解ができていない場合は、場所を指さしたり、絵を用いたり、ジェスチャーを交えたりすることも有効です。肝心なことは「伝える」こと、「伝わる」こと。言葉だけでなく、言葉以外のすべてを総動員して伝える努力をしましょう。

11 答え方がわからない失語症者とのコミュニケーション

患者の感情

え〜と……、なんだっけ。あ〜イライラする

聞かれていることは理解できたのですが、なんと答えればいいのかわからない。伝えたい気持ちがあるのに、どう伝えればいいのかわからない。

声帯や舌、口唇など運動神経のトラブルでろれつが回らなくなる運動障害と間違われやすいのですが、失語症は脳からの構音運動の指令がうまく伝わらないため言葉が出てきません。

思考やイメージを言葉にするまでにはどのような情報処理が脳の中で行われているのでしょうか。言葉の元となる思考や感覚、イメージ＝絵的なものと蓄積された名称、言葉のリストが繋がり、発音する運動神経へ指令。脳の中でとても複雑な過程を経て私達は思ったことを言葉にしています。

言葉のリストへの回路に障害が生じた場合は、「なんだっけ、なんて言うんだっけ？」ともどかしさでいっぱいになります。よく昔のアイドルの名前を思い出せなかったり、知人の名前が出てこなかったりして、歳を重ねると物忘れが多くなるよね、という会話をしたことはありませんか？　失語症が物忘れと決定的に違うのは、それがとても頻繁に起こることです。「う〜ん……」と絶句して言葉が出てきません。言葉のリストにたどり着いても、その先の運

動神経への回路に障害が生じた場合は、言いたいことや事象がわかっているのに正確な発音になりません。「行きたい」が「ぎだ」など母音が似た別の発音だったり、「乗りたい」といった行動が移動という大きなカテゴリの中の別の言葉が抽出されたり。本人が間違った言葉を発したことに気づくこともあれば全く気づかないこともあるので、かなり**慎重に会話を重ねないと患者の真の意志にたどり着けません。**伝わらないと患者本人はとてももどかしく、しまいにはイライラしてしまいます。

コミュニケーションテクニック

毎日同じ質問でも丁寧に行いましょう

脳内の指令はうまく伝わる時もあれば伝わらない時もあります。うまく言葉が出て来る時と全く出てこない時と、同じ言葉でもそういったことが起こります。

ですから、医療従事者は**患者から正確な情報を得たい時には毎日同じ質問でも丁寧に行う**ことが必要です。

12 名称がわからず困惑している失語症者とのコミュニケーション

患者の感情

えーっと、えーっと。私の仕事は、なんていうんだっけ？

ある時、私は医師や看護師を前にして、ボンヤリとした声ながら、仕事に戻りたいと訴えようとしました。

「私ね、早く戻ってね、テレビの六チャンネルでね。えーっと、えーっと。私の仕事は、なんて言うんだっけ？」

肝心なひと言が浮かばない。伝えたいことはちゃんとあるのに。このもどかしさは、それこそ言葉では言い表せません。

「ナレーターですか？」

「な・れー・たー？」

そういう名前だったかもしれません。

助け船を出されて、ほっとしたものの、ああ、私はあんなに好きな自分の仕事の名称が正しいのかどうか確信が持てなかったのです。

本当にこの時期の私は困惑することばかりでした。

コミュニケーションテクニック

選択肢の提示をしましょう

みなさんが質問した時、失語症の方が返事ができずに困っている表情をしていたら、このように少し待ってから助け船を出してください。私の場合は、「ナレーター」という言葉が出てこなくて苛立っている時に、もしかしてこのことを言いたいのですか？　と**問いかけの誘導**をしてくれたおかげで、コミュニケーションを成立させることができたわけです。医療の現場での質問は、患者の意志を正確にすくいださなければなりません。そのような時は、**選択肢を提示する**とよいと思います。

「トイレに行きますか？　トイレ。行きませんか？」

「トイレ」という固有名詞を繰り返し、脳内にイメージを確立させ、その後、「行く」「行かない」という二つの選択肢を提示してみてください。

13 意思表示の伝達方法が困難な失語症者とのコミュニケーション

患者の感情

……。

意思表示も乏しく、伝達が困難な場合でもあきらめないでください。

コミュニケーションテクニック①

表情を観察しましょう

表情をよく観察してください。行きたい方に表情が動いたか、行きたくない方に表情が動いたか。最初は大変かもしれませんが、お互いに意志の疎通ができることがわかってくると歩み寄りができるようになります。

コミュニケーションテクニック②

○×カードを使ってみましょう

○×カードを使ってみてください。
「トイレに行きたいですか？」
○
×

14 失語症者に病状を説明するコミュニケーション

患者の感情

脳梗塞だったんだ。でも、たしかおじいちゃんやおばあちゃんの病気じゃなかったっけ？

私は入院当初、自分がどうして入院しているのか、いつまで入院しているのかわからなかったため、とても不安でした。そこで何が起こったか。手当たり次第周囲の人に言葉にならない声で聞いていたそうです。後に、そのことを聞かされるまで全く記憶していなかったのですが、特に、白い服を着た人を医師と思い込み、呼び止めていたらしいです。でも、うまく説明できません。当然、みんな「ああ、そーなの」「はい、わかりました」と言って、すぐに行ってしまいました。どうして、私の話を聞いてくれないのだろう。私はとてもあせっており、また、周囲の人の態度に苛立っていました。そして、そんな私を見る周囲の人は、なぜか子どもをあやすような顔をしていたように思います。みかねた家族がノートに書いて説明してくれたことで少し不安が解消したことを覚えています。

病名：脳梗塞（のうこうそく）

①早く退院したいと言わない

②早く仕事復帰したいと言わない

③先生の説明は、きちんと理解できるようになってからしてもらう

リハビリ：字を書く
（訓練）：文字を読む、文字を写す

大切
①あせらない
②水分をとる

次のページには、流れる川が途中でせき止められている絵。
せき止められている川の土手に
出血　脳細胞しんじゅん（浸潤）↓　硬くなるのをまつ
と書き、せき止められている部分には、
言語中枢が、今、ダメージ　↓　訓練すればいい

脳梗塞ってたしか高齢者に多いんじゃなかったっけ。それが私が病名を知った時の正直な気持ちでした。どうして私が罹ったんだろう。それで、これからどうなるんだろう。心が得体の知らぬ不安でざわついていました。

なぜ退院したいと言ってはいけないのだろう。これから、病気をやっつけるために何をするのか、聞いてはダメなのだろうか？　その治療には何日かかるのだろう。仕事、そんなに休めないのに、何なの、「あせらない」って？

これってただの注意事項じゃない？　もっと、もっと治療の話を聞きたい。症状のこととかいろいろ具体的なことを聞きたい。でも、その思いも言葉にできなかったのです。

なぜか、先生が入院は一週間と言ったことだけは、常に頭から離れませんでした。ベッドで少し頭を起こすと、正面の壁にカレンダーが掛かっていて、いやでもそれが目に入ります。入院したのが……七月六日。今日は……七月一二日。一週間たってる！　私はこんな所にいてはダメなのに。仕事に行かなくちゃ。テレビ局に行って、マイクの前に座らないと、スタッフに迷惑をかける。ラジオの仕事も穴をあけるわけにはいかない。でも「早く退院したい」と言っても、みんな困った顔をするか、黙ってうなずくだけで、そのうち、誰かがカレンダーを壁からはずしてしまいました。

自分の名前が言えない、固有名詞が思い出せない、思っていることがうまく伝えられない。メールが打てない。テレビでドラマを観ていても内容が少しもわからない。でも、つらいとも、悲しいとも、苦しいとも思いませんでした。その時の私は、自分がどういう状況にあるのか理解できなかったのです。「わからない」と言うことが、その結果、どんな現実を引き寄せるのか、まだ理解できていませんでした。

とにかく、病名がはっきりしたなら、早く治して。そして、いつ退院できるのか教えて。そればかりを願っていました。急遽、休んでしまった仕事のことだけが気がかりだったのです。

患者の感情

どうして、何も教えてくれないの？

私が、退院に向けての医療行為が迅速に行われていないと感じて苛立っていたことは事実です。とにかく入院の理由を知りたかった。そして、一刻も早く治して欲しかった。退院させて欲しかった。医療従事者の方々がのんびりと構えてちっとも治療してくれないのは（もちろん、実際はそんなことはないのですが）、私が一分一秒を争う生放送の現場で働いていることを知らないからだわ、と私は勝手に推測したのです。ですから、仕事がテレビに関わること、生放送なのでこれ以上休めないと伝えれば早く治療してくれるに違いないと思い込みました。

でも、あ～とかう～としか言えない人を相手にしてくれる奇特な人はいませんでした。どうして私の話を聞いてくれないのか、イライラは最高潮に達していたのですが、そのことを伝える術もなく、怒りの感情だけが渦巻いていました。

その感情の根底にあるのは、自分が置かれた状況が全くわからないことへの不安でした。何もわからないことほど不安なことはないのです。

コミュニケーションテクニック

言葉と文字と表情と、すべてを総動員して伝える努力をしましょう

言葉が発せられない失語症者には説明してもわからないという考えは間違っています。たしかに急性期はぼんやりしているし、聞いた言葉を理解することは困難な場合も多いのですが、蓄積された知識は脳内に留まっているのです。何度も説明しているように、伝達回路が障害されたために理解力が乏しくなってしまったように見えてしまうのはしかたがないことなのかもしれません。

でも、思考や感情は罹患前と変わりません（障害を受けた箇所が感情をコントロールする箇所の場合を除いて）。来院した理由は具合が悪かったから。入院したのは検査のため。ならば、その検査結果や今後の治療方針を聞きたいと思うのは当然のことです。何も説明してもらえないから不安なわけです。

まずは、**患者本人に正しく病因、病名、状態、治療方針について説明**してください。説明のしかたは、**言葉と文字と両方を併用**するとよいと思います。そして、**ゆっくり、はっきり、丁寧に**。

ご家族の方も同席して欲しいと思います。わかりにくい言葉など、いつも聞いているなじみやすい声でフォローしてあげると理解しやすいし、一番心が許せる家族が一緒だと安心します。その時あまり理解できなかったとしても、文字で書いてあると後から読み返すことができます。

一番大事なのは**懸命に伝えようとしてくれている姿勢**です。そうでなくても、周囲の言っていることはよくわから

ないし自分の気持ちは伝えられず、突然そうなったことに孤独に陥り、不安定な精神状態なのです。**患者を精神的にひとりぼっちにさせない**こと。きちんと説明して病に立ち向かうパートナーなんだとわからせることが何より大切です。

全部は理解できないかもしれませんが、当人なのにのけ者にされる不信感から解放されるし、真正面から向き合う姿勢に医療者への信頼感を深めます。

コミュニケーションの手段は一つではありません。医療者が言葉と一緒に文字で尋ねることも、患者から正しい情報を得るのに有効です。

15 言葉と文字ではかるWコミュニケーション

患者の感情

何かしてれば、不安から逃れられる

家族が書いてくれた、「リハビリ：字を書く（訓練）：文字を読む、文字を写す」が、脳内にしっかり留まった私は、とにかく、何か書けばいいのか、書けば、何かが変わるかもしれない、早く退院できるかもしれないと、その日の夜からノートに少しずつ文字を書き始めました。

まず、心に浮かぶ名前や単語を書くことにしました。最初に思い浮かんだのは所属事務所のマネージャーの名前でした。やっぱり気になるのは仕事のことだったのです。名前が正確に思い出せてよかった。ふりがなを振った後、ホッとしました。

今度は他の人の名前。ちゃんと覚えているかどうか、私は書いて思い出せることで自分自身を安心させていました。もちろん、顔は思い出せても名前が出てこない人もいっぱいいました。

地名はかなりあやしい、というより、小学校の漢字テストで二〇点ぐらいのできでした。

飯谷橋（飯田橋）　練谷（練馬）　代宿山（代官山）

まるで頭の中が調子の悪いパソコンのようで、変換が思わしくないのです。似ている音や似ている漢字のつくりを混同していました。

文字を書く時、最初に対象の呼称を完成させなければなりません。つまり、人物や、物体、思考、イメージを言葉のリストと照合します。頭の中で呼称できたら、次に音韻を漢字や仮名に変換していきます。最後に運動機能に指令を出しノートや紙に書く。これが文字を書くまでの一連のプロセスです。

その人物が頭の中の映像スクリーンに描かれ、その人が自分とどういう関わりのある人かまでわかっていても、名前と照合できない場合、その後のプロセスに進むことができません。

名前の照合ができて漢字に変換するのは比較的ハードルが低い場合が多いです。漢字の認識が言語野を司る左側頭葉ではなく視覚処理において図形を認識する右脳で処理されることが多いためです。ですから、漢字の間違いは図形的に似ています。

もう一つは似た音韻の間違い。谷ya ― 田ta、谷ya ― 馬maなどです。

私は、間違っているのも気がつかないまま、ベッドの上で文字を書き続けていました。といっても、すぐに疲れるので五分も集中できず。耳鳴りがおさまって少し調子がいい時は、新聞や本の中の漢字を拾ってノートに写し、ふりがなを振っていました。

どうやら、言葉は忘れても、これと決めると、コツコツと取り組み続ける生真面目な性格はあまり変わっていないようで、一日必ず一回は鉛筆を握りました。

いつしか大学ノートには、自分で思い出した言葉、本から写した文字がズラリ並びました。日がたつに連れて、

〝ナレーター〟という言葉やテレビ局やラジオ局の名前も脳内に溜まってきたので、忘れないように書きとめました。先生や看護師さんが病室に顔をのぞかせた時は、これを見ながら自分の仕事を説明すればいい。こういう仕事をしていて、だから、早く仕事場に戻らないといけないと伝えよう。そうすれば、きっと誰かがなんとかしてくれる、と思っていました。

コミュニケーションテクニック①

文字も動員して伝えましょう

うまく話し言葉が操れないのならば、書いたものも一緒に見せればいい。この発想は海外旅行をしている時の工夫と似ています。聞きたいことを、単語が出ない、正しい文法がわからないからといってあきらめてしまっては、せっかくの海外旅行も空間移動だけのものに終わってしまいます。行きたい場所や、食べたいものを、文字や絵で書いてそれを見せながら知っている言葉で話せば、だいたいのことが伝わります。また、相手も同じように、簡単な単語で話したり、発音がわかりにくいと思った時は文字を書いて見せてくれれば、こちらも理解できますよね。失語症者と医療従事者とのコミュニケーションも、**言葉と文字の両方を駆使することでより正確な情報の交換が可能**になります。

次に文章を書いてみました。

〈看護さんの佐野先生がきのうの夜から朝ご飯をもってきてくれた。〉

昨日の夜から朝ご飯？　これじゃ、まるでとんちクイズです。でも、書いている時は、この文章がどれだけおかしなものであるか、全くわかっていませんでした。

〈夕方、頭がいたかったり、言葉がうまくしゃべれなかったりやっとわかった。退院をあせれなかったり、言葉がわかれなかったり、すればいいのね。わかった。〉

まるで、外国人が日本語を習得する初期段階のような音韻や言葉のミス。

文章を書く時の誤りは、一概に何が障害されているのか確定できない難しさがあります。文節の順序の間違いは比較的わかりやすいのですが、助詞の誤りなのか単語の選択の誤りなのか、判断が難しいのです。それでも、脳に過度の負担がかからない程度に、早い段階で書写を始めたことが結果的に早い回復につながったような気がします。

病名はわかってもこれからどうなるのかわからないざわざわするような不安が全身を覆っていることには変わりありませんでした。頭が重くて気も晴れず、点滴につながれたままなので何か治療はされているのでしょうけれど、自分の状態がわからない。

わからないことが解明されない限り不安はつきまといます。

また、ベッドの上で安静にしていることと心を安静にすることは全く違います。心は不安でいっぱいでさまざまな感情が渦巻き、感情を支配する脳は休まらないのです。しかも負の感情で満杯になる思考は眠りも妨げます。安静が心身を蝕んでしまうのです。

小さなやるべきことをお願いしましょう

字を書く、文字を写す、文字を読むことが訓練になると教えてもらったことで、自分にできることが見つかり不安の感情から少しだけ解き放たれました。どんな小さなことでも**目的があるとそのことに意識が傾き、希望を見出します。**

また、言葉ではうまく言えないことが、書くことで、たとえそれが正しくない文章だったとしても、感情をアウトプットすることができます。伝える手段を得ることで不安が軽減されます。

16 漢字を用いたコミュニケーション

患者の感情

ひらがなだけの本の意味がちっともわからない

発症前に手に入れた小説「ダヴィンチ・コード」は、ページをめくってみたものの、何度、文字を追っても、意味が頭に入ってきませんでした。アラビア語の教科書を目の前にしたら、こんな感じかもしれません。イライラした私は、家族に「何か別の本を買ってきて」と頼みました。困った家族は、「これしか売っていなかった」と偽って、全部ひらがなだけのディズニーの小型の本を差し出しました。よく本屋さんの店頭に置いてある、クルクルと回る金属製の本立てに差された幼児向けの絵本です。これしか私には読めないだろうと判断してのことだったそうですが、さすがに本人には言えず、これしかなくて、と手渡してくれました。自分の置かれた状況が全くわからない私は少しムッとして、「どうして、こんな子ども向けの本買ってきたの?」と声を荒げました。

パラパラとページをめくると、ドナルドダックが畑を耕し、塔の上にはお姫様のミニー、その下には馬にまたがった王子様のミッキーが描かれていました。手始めに、大きな文字で書かれた短めの文章を、声を出して読んでみました。

「あ~る~と　ころ……におば……?」

うまく読めません。全部ひらがなだとどこで区切って読むのかわからないのです。意味もちっともわかりません。

どうして塔の上にお姫様がいるのか。

何度読んでも、意味がわからない。だけど、どうしても内容を知りたいと思いました。もう一度、最初に戻って読んでみての繰り返し。何度も何度も。

私は文字が繋がることで文章になり意味をなすことを知っているのに、文節にすることができず、だから何が書いてあるのか理解できないのでした。ひらがなはただの発音記号と一緒だったのです。

そんな状態であることもわからず、私はベッドの上で、幼児向けの小さな絵本を両手でしっかり持って、

「おひ〜めさ……まがと……うのう……えか……ら？」

と一生懸命、声に出して読んでいました。

コミュニケーションテクニック

漢字を味方にしよう

ひらがなだけの文章の方が簡単と思われがちですが、それは大きな誤解です。漢字が交じっている文章の方が失語症者にはよほど理解しやすいことは意外と知られていないことです。私自身体験したように、ひらがなだけで書かれた文章はどこまでが語のかたまりなのか、視覚で判断しにくいのです。

ひらがなは発音を表す表音文字です。なので、そのまま読めば発音はできます。でも、語のかたまりの判断が困難

なため、音読しようとしてもどこで区切っていいのかわからずアクセントもイントネーションも全く介さない一本調子な読み方になってしまいます。

文章の意味がわからずイライラしてしまうのも納得いただけると思います。

漢字は意味を持つ表意文字です。ですから、読み方がわからなくてもだいたいの意味がなんとなくわかります。

私達はどのように漢字から意味を汲み取っているのでしょうか。

ひらがなは音韻情報なのでそれだけでは意味理解できません。一度、音韻と意味のマッチングをしないと理解にたどり着かないのです。

それに比べて、漢字はすでに意味を含んでいるので、視覚によって文字の形態を認識しそこから直接理解することができるのです。失語症者にとって漢字はどれほど強い味方なのかおわかりいただけましたか？

失語症者とのコミュニケーションには漢字を用いると互いにストレスなく意志の疎通が可能になることが多いです。

「お茶は好きですか？　あまり好きではないですか？」と声がけして、なんと答えればよいのか困ったような表情の時、文字で、「おちゃはすきですか？　きらいですか？」とひらがなだけで書いて質問すると、さらに混乱してしまいます。

こんな時、漢字を用いてみてください。


「お茶　好き？　嫌い？」

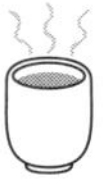

好き
嫌い

日常でよく使われている漢字は特に、形態が意味と強く連結しているため、理解しやすいです。コミュニケーションツールとして積極的に活用してみてください。ただし、普段あまり使わない特殊な漢字や、画数の多い難しい読み方の漢字は、イメージが意味と連結しにくいため、向かないかもしれません。

17 聴いて寄り添うコミュニケーション

患者の感情 「悲しみ」「怒り」「あきらめ」「呆然」

入院九日目。頭痛はかなりおさまってきましたが、耳鳴りは相変わらずひどく、とくに左の耳の奥は、起きている間中、鐘がブウォオ〜ンと鳴り響いていました。

久しぶりの入浴の後疲れてベッドに横になっていると、そこに、初めて見る白衣の男性が入ってきました。

「こんにちは。ぬまおひろこさん？」

「はい。……こんにちは」

白い服を着ているから医師でしょうか。ぼんやりしていると、「調子はどうですか？」と聞かれたので、私は、できるだけはっきり自分のことを伝えようと、少しムキになりました。「ほら、私はこんなに大丈夫なんですよ。早く退院させてください」という思いで、こう言いました。

「……はい、頭痛だいぶおさまりました。左の目の奥はまだ、ず〜んと重たいです。それと、耳鳴りがします」

すると、男性は、私の顔をのぞき込んで、「うまくしゃべれますか？」と尋ねました。待ちに待った質問が来た！やっと私の話を聞いてくれる人が現れた！ここをうまく切り抜ければ、退院させてくれるかもしれない！そう思った私は、懸命に言葉を繰り出しました。

「あの……少しヘンでした。忘れてしまったことが、……ありました。でも……だいぶ……」

「そうですか」

「あの……私、テレビやラジオで、えっと……毎日……しゃべってます。今、仕事、休んでるんです」

「そう、それは大変ですね」

「あの……うまくしゃべれませんが、いつ治りますか？　誰も……何にも……教えてくれないんです」

心の中に溜まっている思いを、ここぞとばかりに吐き出しました。すると、白衣の男性は、腕を組みながらこう言いました。

「そうね、三ヶ月ぐらいはかかるかなあ」

「えっ……三ヶ月？」

あまりにも想定外の返事に私は絶句しました。

「人によっていろいろなんですよ。半年とか一年、二年かかる人もいれば、リハビリでずいぶん早く回復する人もいます。早ければ二ヶ月とかね」

「だって……最初一週間って……」

そこまで言うと、涙があふれました。

「あの、私、仕事……できないんですか……？」

白衣の男性は私の仕事への思いに、やっと気づいたようでした。

「えーっと、今言ったのは、日常生活を送るための言語の回復のことです」

そう言った後、一度、言葉を切って、こう続けました。

「仕事となると、うーん、なんとも言えないなあ」

「なんとも言えない」って、わからないってこと？　いつ仕事に戻れるか、わからないの？　私は、ようやく自分の身に起こったことの重大さに気がつきました。どうして？　どうして、こんなことになっちゃったの？

白衣の男性は「明日、その他の麻痺がないか、検査しましょう」と言って、病室を出ていきました。男性はリハビリ担当の医師でした。

ドアがバタンと閉まって一瞬の静寂が起こった瞬間の映像を今でもはっきりと覚えています。

私はうまく言葉が出てこない。周囲の言っていることがよくわからない。いつ治るかわからない。これらすべてが脳梗塞の引き起こしたものだったのだと稲妻のように結びつきました。拭いても拭いても涙がとまらず、気がつくと私は声をあげて、子どものように泣いていました。

脳梗塞による後遺症を告知された直後の精神状態は極度に不安定です。それまで自分の置かれた状況がよくわからない漠然とした不安が、初めて突きつけられた現実に、感情がほとばしり出る瞬間が必ずやってきます。その感情は悲しみだったり、怒りだったり、あきらめだったり、受け止められずに呆然としたり。感情の表れ方は人それぞれですが、確実に言えるのは、気持ちを言葉で伝えることがそれほどうまくできないということです。その瞬間から人生が変わってしまう衝撃であるにもかかわらず、家族や医療者に的確な質問をすることもできません。感情表現は態度でしか示せません。

患者の感情

自分はバカになってしまった？

また、日常の動作の不自然さ、会話のまどろっこしさが脳梗塞の後遺症だとわかった時、不思議なことに、人とのコミュニケーションがとれないいくつかの事象がすべて脳梗塞によるものだったと合致し、なるほどそういうことだったのか、とすっきりしたりもしました。でも、それは精神的ダメージの大きさから比べれば些細なこと。それまで築いてきた仕事や家族への信頼や責任、プライドが粉々に打ち砕かれるのです。自分はちゃんと話せていないのか？聞かれたことをちゃんと理解していなかったのか？　自分はバカになってしまったのか？　蓄積された知識はそのままなので知的レベルの低下ではないのですが、バカになってしまったんだと思い込むという声は少なくありません。

自分が信じられないことほど不安で苦しいことはありません。

患者の感情

これからの生活が不安

それと同時に、具体的な不安が押し寄せてきます。働き盛りの方なら、仕事ができるのか、できないのか。職場には戻れないのか。もし、できなかったら収入はゼロになってしまうのか。子ども達の教育費や家のローンをどうしよう。

何より、一人では何もできないのか。人の手を借りなくて日常生活すらまともに送れなくなってしまったのか。それまでは、よくわからないことへの不安だったのですが、現実的な不安へと変化していきます。

コミュニケーションテクニック

「伝える」だけでなく、聴いて心に寄り添いましょう

どんなにつらい告知でも情報は正確に伝えるべきです。とても重要なことです。繰り返しますが、失語症は知的障害ではなくコミュニケーションツールの不具合なので、言ってもわからないという認識は捨ててください。うやむやな状態や、知りたいことを教えてもらえないことに対して苛立ちや不安感が増幅します。

患者が自分の病状に対して正確な情報を知りたいと思うのは当然のことであり、知る権利があります。重要なのは伝え方です。失語症の状態に応じてさまざまなアプローチを試みること。わかりやすく説明すること。**用いる言葉に最大限の注意を払う**こと。その時、真摯な姿勢であること。

もう一つ重要なことがあります。それは、**「伝える」だけでなく、「聴く」**ことです。うまくしゃべることができないかもしれませんが、聞きたいこと、伝えたいことがたくさんあります。聞こうとしてくれる態度にどれだけ救われることでしょう。相互に情報の交換をすることでコミュニケーションは成立します。けっして当人をのけ者にしないように。

ただ本人にとってバッドニュースであることには変わりありません。事実を知ることはとてもつらいことです。大変なショックに見舞われます。そんな時、優しい看護師の方ならなおさら何か言葉をかけてあげたいと思うかもしれませんね。

でも、あまり多くの言葉はいりません。何を言っても、当人が負った現実は当人のものでしかなく、変わってはあげられません。気安く「おつらいですよね」とか「大丈夫ですよ」とか「今はあまり深く考えないで」とか「その気持ちわかります」とか、感情を共有しようとしてかけた言葉は「あなたに何がわかるの?」と患者の神経を逆なでし逆効果です。

では、一人にして放っておいた方がいいのでしょうか? これには難しい判断が必要です。結局のところ、本人が負った困難は本人が乗り越えていくしかないので、現実を受け止める時間は必要です。もちろん、「はい、そうですか」とすぐには納得できないし、負ったものが大きすぎて混乱しています。不安で不安でしかたがないのです。

そんな時、言葉はなくても、ただ寄り添ってくれるだけで孤独の闇に突き落とされずにすみます。背中を優しくさすったり、手を握ったり、そうした人の温もりも不安と孤独を解放し、患者は渦巻く感情を何かしらの方法で発することができます。その感情は寄り添う人に伝わり、寄り添う人の思いを今度は患者に伝えることができます。そして、患者に伝わる。こうして、人と人はつながることができるのです。

初めて脳梗塞の後遺症の重大さに気づいた時の心のケアはとても重要で、ここが今後のリハビリへのモチベーションにも大きく関係します。**多くの言葉はいらないので、患者の心に寄り添う**ことをどうか忘れないでください。

18 精神的に落ち込んでいる患者とのコミュニケーション

患者の感情

朝は、とても気分が落ち込みます

ある日の午後、事務所のマネージャーがお見舞いに来ました。今日で何回目でしょうか。嬉しい反面、大きな石を胸の上にドカッと置かれたような息苦しさを覚えたのも事実です。マネージャーの気持ちが痛いほどわかっていたから。いつ仕事復帰ができるのか。私が不本意ながら穴をあけてしまった番組側に、この状態を事務所としてどう説明したらよいものか、マネージャーは考えあぐねていたはずでした。それがわかっていたから、いつも私は「心配かけてごめん。大丈夫よ」と平静を装い、ある時は「結構、話せるようになったの」と言い、その次には「字が読めるわよ」と、精いっぱいのアピールをしました。

私はマネージャーに「大丈夫」と言い、マネージャーはテレビ局やラジオ局に「大丈夫」と言う。だけど、この二段重ねの「大丈夫」は、私自身をさらに追い詰めることになりました。本当に大丈夫なのだろうか。いや、全然大丈夫だとは思えない。仕事のことを考えると息ができないほど苦しくて、絶望的になりました。先のことなんて、わからない。いつ治るかなんて、私も知らない。誰か教えて。〝沼尾ひろ子〟は、本当にもう一度、マイクの前に座れるの？あまりに苦しくて、その日の日記には〈仕事はもう終わり〉と二度も書いてしまいました。もう仕事はしないと決めてしまったら、どんなにラクでしょう。でも、そんな決心すら私にはできませんでした。

またある日の日記に〈胸がドキドキする〉と書いています。この頃、早朝の原因不明の動悸に悩まされていました。朝まではほとんど眠れませんでした。気がつくとカーテンの外が薄ぼんやりと明るくなり、私はベッドからのそのそと起き上がる。カーテンを開けると、まだらネズミ色の空が広がっています。毎日同じ梅雨空で、さらに気が滅入りました。朝のこの瞬間が一番やっかいで、息ができないほど苦しくなり、得体の知れない不安で胸がドキドキするのでした。窓の鍵を外し、一歩、空に踏み出したら苦しい現実から解放されるかもしれない。その方が、どんなにラクだろうと本気で考えていました。

死の誘惑から私を救い出してくれたもの。それは、窓辺を埋めつくす花たちでした。私が病気で仕事を休んでいる、ということは、すでに多くの人の耳に入っていたようで、毎日のように友人や番組関係者からお花が届きました。水を吸い上げて生き生きと咲き誇る花々は、病室に活気と彩りを添えてくれます。植物は「生」そのものでした。そんな花達から、私は少し元気を分けてもらっていた気がします。窓辺の花達は「私達を乗り超えて、窓の外に足を踏み出してはダメよ」と、ささやいているようでした。

「今日もきれいに咲いてね」と声をかけながら花瓶の水を入れ替え、ようやく私は、なんとか気力を奮い立たせ、一日をスタートさせていました。

頭はいつもボワ～ンと重いし、先の見えない不安で精神的に相当まいっているため、夜なかなか眠れない。少しウトウトしてゆっくり覚醒する中で、悪夢を見ていたのかもしれないと希望の解釈をしようとする。そして、そっと目を開ける。

目に入ってきたのは、無機質な病院の天井。やっぱり夢じゃなかった。脳梗塞で私は入院している。これからどうなるんだろう。考えたくても考える力が湧いてこない。解決の糸口は何もない。息をするのもつらい。苦しくて自分を支えられない。自分を励ましてあげられない。光輝く人生はもう待っていないだろう。この苦しみから逃れたい。

それが朝の精神状態でした。

自分で選択できるのはたった一つ。息をするか息をするのをやめるか決めること。生と死は紙一重なのです。

コミュニケーションテクニック

名前を呼んで、声をかけましょう

朝一番にお茶を持ってきてくれる、または検温にくる看護師の方は注意深く患者を観察してください。もちろん、そんなことは今さら言われるまでもなく行っていることでしょう。その時、必ず名前を呼んで、笑顔で接してください。これがとても重要なのです。名前を呼ばれると、自分の存在価値を認識できます。

よく本人を励ますつもりで、現状をもっと悪い状況と比較してこんな言葉がけをすることがありますね。「命が助かってよかった」「生きていてよかった」。実はこの言葉が本人にとってはとても負担になることがあります。「死んだ方がまし」と。なんとか息をとめないように踏み留まっている患者は、「息をしているだけで価値があるのだろうか」「何もできない自分は家族の重荷になってしまうのではないだろうか」「社会に何一つ貢献できない自分の価値はないに等しいではないか」と、自己否定します。

他者がなんと言おうと、自分が自己肯定できなければ生きていることはとても苦しいことなのです。存在価値を見出せるのはもう少し後になってから。この段階では難しいことです。

そこで、まずは「〇〇さん」と名前を呼んで声をかけてください。朝、**不安定な精神状態の時、家族以外の人から名前を呼ばれるだけで、一人の人間として認めてもらっている、社会とつながっていると感じる**ことができます。看護師の〇〇さんと自分。これは個のつながりです。名前を呼ばれずに、ただ挨拶だけされると、病院内の多くの患者の一人としか見なされていないと感じ、自分の存在価値は希薄なため、生きる意欲が湧いてきません。

声は大きくなくていいです。失語症は聴覚障害ではなくコミュニケーション障害なので音量は関係ありません。明るい笑顔が何よりの薬です。

19 伝えたい言葉が見つからず考え込んでしまう失語症者とのコミュニケーション

患者の感情

えっ、待って……

朝は先生の回診がありました。八時半ぐらいになると、何の前触れもなく廊下のスライドドアが開いて、白衣の三人が「いかがですか?」と入ってきます。私は頑張って、目をパチッと大きく見開き、できるだけシャキッとして「……いい感じです」と答えるようにしていました。

しかし、次の言葉が出てきません。聞きたいこと、言いたいことは、山ほどあるのに。「あの……」と口を開いた時には、もう先生方は、ニコニコしながら手を振って行ってしまった後なのでした。

コミュニケーションテクニック

「二つめの言葉」を待ちましょう

言葉が出にくい（音声としてではなく、言いたいことと言葉のマッチングとして）失語症の方にとって、会話は多大なストレスです。会話は言葉のキャッチボールなため、こっちで投げるボールは決まっていても、どんなボールが投げ返されてくるかわかりません。返ってきたボールの意味を理解し、それに対応してボールを投げ返さなければならないのです。

それらの作業には時間がかかります。ですから、少し待って欲しいのです。一つめの挨拶は定例句なので、回を重ねるごとに比較的スムーズに出るようになる方も多いですが、何か伝えたい時、挨拶は前置きみたいなものです。一**番言いたいこと、伝えたいことはその次の言葉**です。

肝心の言葉は迷子になってなかなか見つからず、一生懸命捜しているうちに伝えたい相手は去ってしまう。このフラストレーションのたまる体験が積み重なると、伝えようとする気力もなくなり、しまいには誰とも会話をしないようになってしまいます。

ほんの少し、迷子の捜索のお手伝いをしていただけると、失語症の方には喜びの体験となり、それは言葉のリハビリにもなるのです。共通の目的に向かって一緒に行動する。これはまさしく人とのつながり、社会とのつながりです。何か言いたいのだなとわかってくれたことで、目的の五〇％は達成し、その内容まで伝わった時はコミュニケーションの成立です。失語症者にとってどれほどの自信になるでしょうか。もちろん、言葉が見つからない時もあります。それでも一緒に捜索した時間は紛れもなく信頼関係を深める時間となります。

忙しい医療従事者の方には一分一秒も惜しいことは重々承知なのですが、どうか足を止めて「二つめの言葉」を待ってあげてください。

20 失語症者に生きる原動力を与えるコミュニケーション

患者の感情

私にやれることはないの？

この日、私の朝の日課に新しいメニューが加わりました。リハビリ専門の先生の検診です。私に言語以外の麻痺がないか、調べるためでした。車椅子に腰掛けたまま、先生と向き合い、指示された通りに私が手を広げたり、先生が顔の前に立てた人差し指をゆっくり動かし、それを私が目で追ったり。とてもシンプルな検査ばかりが行われました。どれも私にとって簡単なことでした。その結果、手足の麻痺はなしと診断されました。

手足の麻痺は、私自身も全く感じたことがありませんでした。お箸を持って普通にご飯を食べることはできたし、文章はチンプンカンプンだけど、以前と変わらぬ形の文字を書くこともできたからです。日常生活に大きな不都合はありませんでした。ただ一つ、うまく話せないということをのぞいては。

先生は、簡単な言葉のキャッチボールで私と会話しました。その結果、

「一対一の会話は、まあ成立するかな」

と、少し含みを持たせながら、小さくうなずきました。そして、最後に言いました。

「明日からリハビリを始めましょう」

その言葉はふさぎこんだ私の心に、ほんのわずかな希望の光を射しこみました。リハビリをすれば、今の状態から抜け出せるかもしれないと期待したのです。

コミュニケーションテクニック①

「たった一つの今日やるべきこと」を伝えましょう

たった一つでも日常の中に自分にやるべきことがあるということは、それだけで生きる原動力になります。何のためにどういう治療を行うのかわからず、ただベッドに横たわっているだけの先の見えない不安は、失語症者にとって苦痛以外のなにものでもありません。

本当になんとやっかいなことでしょうか。「この方には何を言ってもわからないから」という認識はある意味間違ってはいないのですから、医療者の方が言葉で治療方針を伝えることをしないことを一概に責められません。

問題の本質は「何を言ってもわからない」が、知的レベルの低下によるものなのか、言葉の変換機能の不具合によるものなのか、それは周囲の人間にとっては同じことに思えるかもしれませんが、本人にとっては、生きてきた証を根底から覆されるほどの痛みであるということ。この大きな認識のズレが失語症者を追い詰める原因なのです。

失語症者は通常、仕事の場で問題が生じた時と同じように原因究明と解決方法を見出したいと思っています。確かに言語変換機能が故障しているわけですから、普通の伝え方では「わからない」といった現象が発生します。

でも、「どうせわからないから」または「脳に負担をかけるから」といった理由で、本人に何も説明しようとしないのは間違いです。もちろん、障害の表れ方には大きな違いがあるので、全く意識のない方やその他の病因との併発によって理解の困難な方もいらっしゃいますが、ひとくくりに「失語症者には何を言ってもわからない」という認識は改めて欲しいと思います。

少し話が逸れましたね。というわけで、何か一つでもやることができたことは、本当に嬉しいことなのです。前向きな気持ちになれます。

コミュニケーションテクニック②
不確定要素に感情を乗せない

「リハビリで今の状態から抜け出せるかも」と明るい表情の患者の気持ちを受け止めることは、患者の気持ちを共有するという意味でとても大切なことです。それとともに大変難しいことでもあります。「よかったですね！」は素直な感情ですね。患者が嬉しいと思っているのですから、そこに水を差すべきではもちろんありません。

重要なのは過度の期待を抱かせないこと。ですから、「よかったですね！」はこれですべてがよかったのかと言うとそうではありません。では、リハビリを始めることが完璧に治すためのスタートと必ずしも一致しないことをこの段階で言うべきでしょうか。難しい問題です。

これだけははっきり言えます。生きる意欲、生きる力を無くす言葉は絶対言ってはいけません。

また、可能性がある限り、絶対完璧に治らないと断定することも違います。心がけるべきなのは、不確定なことに感情を乗せないこと。「今の状態から抜け出せるかも」の「今の状態」の解釈が、負った障害のことなのか、不安な毎日のことなのか。ここが重要です。後者に対しては、共感してよいのですが、前者に対しては、過度な期待を抱かせることになりかねないので、煽る言葉はＮＧです。

あくまで確定している**事実に対して、患者に寄り添う言葉をかけてあげてください。笑顔を添えて。**

21 失語症を正しく伝えるコミュニケーション

患者の感情

私、失語症なの？ それって何？ 怖くてたまらない

「こんにちは～」ある日、カジュアルな服装をした二人の男性が、ひょっこり顔を出しました。

「あら～っ。（えーっと……）」

ああ、よかった。二人の名前をちゃんと覚えていて、私は内心ホッとしました。この、名前と顔が一致するかどうかというのは、この頃の私にとってかなり難関の抜き打ちテストでした。

「お見舞いが遅くなっちゃってすいません。元気そうじゃないですか」

彼らは長年レギュラーをつとめているラジオ番組のスタッフで、ニコニコしながら最近の番組スタッフの様子などを報告してくれました。

話が盛り上がっていた時、突然病室のドアが開きました。

「沼尾さん、これ、預かってきました」

水色の封筒を持って入ってきた看護師さんは、私が受け取ると、すぐに病室から出て行きました。何だろうと封筒に目をやると、下の方に「リハビリテーション実施計画書」という判が押してありました。中にはA四サイズの紙が

一枚だけ入っていました。

〈ヌマオヒロコ殿　診断名：脳梗塞　ｊｏｂ：ナレーター〉

その下に横書きでチェック項目がぎっしりプリントされていました。

〈寝返りができる

屋内歩行ができる

・・・

〉

よくわからない項目もありましたが、とくに気になる部分はなさそうでした。ただ、一番下の段に手書きで二行が、達筆すぎてよくわかりませんでした。

「これなんて書いてあるのかしら？　一番下の手書きの部分」

私は軽い気持ちで、この紙をスタッフの一人に渡しました。

「どれどれ、えーっとですね……日常生活上は問題ありませんが、長い文になると理解が曖昧になるようです。失語症……」

私は、とっさに彼の手から紙をもぎ取りました。

「あ、ありがとう」と言いながら私は動転していました。長い文章の理解が曖昧？　失語症？　私、失語症という障害を負ったの？

その場をどう取り繕ったのか覚えていません。「リハビリ」という言葉を聞いた時、ほんの少し明るい光が射したのに、初めて目にした「失語症」という文字に一気に底無しの真っ暗闇に突き落とされました。

これまでだって、回復するまで三ヶ月かかる、半年かかる、あるいは一年と聞かされて、相当な打撃を受け落ち込みましたが、いつかは元の自分に戻れるのだとどこかで思っていたのです。だけど「失語症」については全くわかりません。恐ろしい響きでした。言葉を仕事とする者が、言葉を失うだなんて……！

〈理解が曖昧〉!? 自分ではちゃんとしゃべっているつもりで、言われたことも一応わかっているつもりでした。他の人との会話もそれなりに成立していると思っていました。でも、実はそう思っていたのは私だけ？ みんなは「わかった」って言ってくれるけど、それは、ここが病院で、私が患者だから？

私は完全に打ちのめされていました。私はバカだ。こんな大事な宣告を、何の心構えもできていないまま、他人から知らされてしまうなんて。いえ、知らずに宣告させてしまった二人に申し訳ありませんでした。

その後も、表面上は笑顔で、とりとめのない会話を続けました。しかし、心の中で私は自分に向かって叫んでいました。仕事復帰？ 一生できるわけないじゃない。私は失語症なんだから。マネージャーに「大丈夫」なんて、どうして言ってしまったのでしょう。私、文の理解もできないのに。私はバカだ。本当にバカだ。

どれくらい時間がたったでしょうか。

「これ、新社屋の入館証です。僕達局で沼尾さんを待ってますからね！」

ドアが閉まって、ひとりぼっちになった病室。私の頬を涙がひと粒、つたい落ちました。やがて、後から後から涙が転がり落ちました。そうやって永遠とも思える時間、私は涙を流し続けました。手に握りしめた真新しい入館証には「沼尾ひろ子」と印刷されていました。

コミュニケーションテクニック

大事な説明は言葉で、寄り添いながら

自分が失語症だと他者から決定づけられ、しかも、その宣告を覆す一％の可能性すらない文字の重み。今まで一％の望みを捨て切れていなかったため、もやもやした気持ちを抱きながらすべてを断ち切らずに踏みとどまっていたのでした。初めて「失語症」という文字を見、言葉を知った瞬間、全身が冷たくなりました。その言葉の意味の持つ恐ろしさを、何の心構えもなく全身で受け止めることになり、無防備だった私はただただこわくてたまらなかったのです。これからどうなるのだろう。どうしたらいいのだろう。言葉を失う障害を負った事実は真っ暗闇の海に一人放り出されたようでした。

一八日は日記にこうも書いていました。

〈私はバカだ。一刻も早く仕事に戻りたいと思ったのだ。仕事はしない〉

リハビリテーション実施計画書の「失語症」の文字は、「あなた、もう仕事は無理ですよ」と言っているも同然。ずっと、仕事、仕事と言っていた私はなんてバカだったのでしょう。「もう仕事、しなければいいんだ」と書くと自分でも不

思議なほど心が軽くなりました。

でも、それも長くは続きませんでした。夜を迎え、朝になると、曇り空を見つめながら、どうしようもなく落ち込んでいる自分がいました。どうして、朝はいつもこんなに気持ちが暗くなるんでしょう。死にたくなるほど苦しい。一人になると、さらに気持ちがふさいでいきました。だから、何度も〈仕事はしない〉と日記に書き、自分自身に「仕事はしないと決めた」と思い込ませて、ラクになろうとしていました。

それまでの私は自分の可能性を信じ、何かを追いかけ続けてきました。いつも、やりたいことがあり、目標を定めると、そのために何をしたらいいのかを考え、着実に前進し、目標へと近づいていく。一つの目標をクリアできたら、また次の目標。常に自分は何かに向かって前進しているという感覚を得ながら日々を送ってきました。

でも、この時の私は途方に暮れていました。真っ暗な迷路の中をさまよい歩いているようでした。これからどうやって生きていけばいいのでしょう。

そのことを考えると胸はドキドキし、そのドキドキは寝ていても起きていても続きました。

苦しくて、死んでしまいたいと思いながらも、動悸が激しくなると息が止まってしまわないよう、大きく深呼吸して息を吐き出していました。

はからずも知ることになった自分自身の障害の名称とリハビリ計画。ここには三つの問題があるように思います。

一つめは、文書というものは、実に明解でそっけなく、医療の現場では当たり前なのかもしれませんが、A四の紙一枚のリハビリテーション実施計画書は、計画というよりも患者の個人情報のメモ書きのように感じられたこと。

二つめの問題は、この計画書の入った封筒を患者に渡しただけということです。多分、指示通りに私本人に封書を渡した行為は間違いではないでしょう。でも失語症者が文字理解をしていないかもしれないことはわかっていて然るべきこと。医療者から患者側へ手渡された文書ですから、理解できない患者が周囲の人に説明を求めるのも自然のなりゆきです。

そして、三つめの問題。重要な過ちはそこに書かれた「失語症」という言葉について医療者からきちんと説明がされていないことです。

これらのことから、患者が予期せず目にした「失語症」という文字に混乱するのは当然です。きつい言い方ですが、どこか機械的に自分の仕事をこなしたように思えます。

こういったことを防ぐためには医療者間のコミュニケーションもとても大切です。お互いの目的を明確に理解し、共有し合うことはとても大事なことです。例えば、指示内容の確認を言葉で交わすことで、指示者に対しても患者への説明を促すことができます。そして「後ほど医師からの説明があります」と患者に対して伝えることもできます。そこで初めて患者とのパートナーシップを結べます。

さまざまな場面で、当たり前のことをいつも接している医療者間だからこそ、確認し合うこが大きなミスを防ぐことにもつながります。

くり返しますが、失語症者を**ただ言葉がよくわからない人、ではなく、一人の人間として接して欲しい**と思います。本人が理解できるように、患者の心に寄り添った説明を心がけてください。

22 SLTAを行う時のコミュニケーション

患者の感情

こんなことに、答えなきゃならないの？（泣）

リハビリが始まるのは嬉しいことでした。それまで、病室では何の目標もない日々だったからです。やるべきこと、目指すことがあるというだけで、人間ずいぶん気持ちが明るくなるものです。ただ、リハビリを受けることに、全く不安がないと言ったらウソになる。もう、これ以上、傷つきたくありませんでした。リハビリの現場でうまくしゃべれず、何か決定的な診断を下されたら、私はもう立ち直れないに違いありませんでした。

入院して一四日目。期待と不安の入り混じった複雑な気持ちで、実際以上に長く感じられる廊下やエレベーターを移動しながら「ちゃんとしゃべらなくては」と自分に言い聞かせていました。

私は話すことを仕事にしています。だから、普段どんな時にも相手に自分の思いや考えが伝わるよう、ちゃんと順序立ててしゃべることを心がけてきました。心がけるというより、無意識のうちにそうしていると言った方がいいかもしれません。それが「失語症」と診断されてからは、改めてきちんと話すことを強く意識していました。

でも途中で思い返しました。そうだ、うまく話せなくたっていいんだ。今のありのままの自分で。だって、ここは病院だし、私は患者なのだから。

言語療法室の前には、白衣の女性が優しい笑顔で待っていました。案内されてスライドドアの中に入ると、まず、受け付けや事務処理などを行うようなデスクの置かれた小部屋があり、そこから、さらにドアを開けて奥に進むと、六畳ほどの部屋が待ち受けていました。右の壁は本棚で、何やら難しげな本がぎっしり詰まっていました。でも、後は、いたって普通の部屋。無駄なものがないのは、いかにも病院らしいなと思いました。正面には窓があり、窓の外には大きな通りがあるようでした。でも、驚くほど室内は静かでした。

「こんにちは、沼尾さんですね」

色白の和風美人のこの女性が言語聴覚士の先生でした。あたたかい声で、ゆっくりはっきり話しかけてくれたことで、少し緊張が和らいだことを覚えています。私は「はい、よろしくお願いします」と言って、部屋の真ん中のテーブルをはさんで、先生と向かい合わせに座わりました。

そして、自覚している症状のこと、仕事のことなどを一生懸命に話しました。ここに来る途中「ちゃんとしゃべろうとしないでいい」「ありのままでいい」と言い聞かせ「そうだな。そうしよう」と思ったのに、気がつくと、うまくしゃべろうとする私がいました。

話している途中、何度か言いよどみましたが、先生は心配そうな顔をすることもなく、うなずきながら私の話を聞いてくれました。時々相づちを打って、私の苦しみに寄り添ってくれたのです。わかってくれる人に出会えた、と思った時の嬉しさと安堵感は計り知れません。この女性が話を聞いてくれ、リハビリの手助けをしてくれれば、時々私を襲う「死にたい」という思いもはねのけることができるかもしれないと。

私の話をひと通り聞き終えると、先生はプリントを手元に引き寄せました。そこにはマス目の中に、動物やくだもの、山、太陽、靴下などといった、さまざまな絵が描かれていました。この幼稚園児の能力テストみたいなことをしなければいけないのでしょうか。私は過敏になっていました。自分の障害を自覚して以来、まわりの人がみんな、私を「失語症なのね」「うまく話せないのね」という目で見ている気がしました。まるで子供相手のような調子で話しかけられると、「私、すぐに言葉が出てこないし、わからないこともあるけど、それ以外は正常なのよ。感情だって普通にあるのよ。幼児扱いしないで」と言いたくなりました。私のプライドはもう何度も傷ついていたのです。そんな悲しさとみじめさが入り混じった思いが顔に出てしまったのでしょう。先生は、「検査に使うものなんですけど……。沼尾さんには必要なさそうですね」と優しい笑顔で言って、検査用の紙を引っ込めてしまいました。そして、何事もなかったかのように、普通の会話に戻ったのです。最後に、こう言いました。

「どうでしょう。明日から毎日、来ることができますか?」

「はい、どうぞよろしくお願いします」

私は素直に頭を下げました。

毎日ここに来よう！　初めて目標ができたことがこんなにも嬉しいことだったとは思いもしませんでした。これから、すべてがうまくいきそうな気がしていました。

コミュニケーションテクニック

できることをカウントしましょう

リハビリ計画を立てるためには脳のどの部分が障害され、言語変換のどの部分が困難なのか確認する必要があります。そのために用いられるのがＳＬＴＡ＝標準失語症検査です。成人した人間にとっては幼稚園児や低学年の小学生に対する質問をされているように感じられ、こんなこともわからないのか、こんなこともできなくなってしまったのかと、できないことの再確認のため、人によっては自尊心を大きく傷つけられます。私もあまりに自分が情けなくてつらくて、どうしてこんなつらい目に遭わせるのだろう、これ以上どれだけ傷ついたらすむのだろう、と心の中で叫んでいました。人によってはもうリハビリなどするものか、とすら思います。

医療従事者は本来患者の味方であるはず。病を治すためにタッグを組んだパートナーであるはずなのに、患者を精神的にここまで追い詰める検査。ＳＴの方にとっては失語の状態を正確に把握することはなくてはならない大切な検査ですね。

でも、ここで、一度立ち止まって考えてみましょう。私は、この検査をしなかったことでリハビリに積極的に向かい合うことができました。さあ、ここは正念場です。障害の表れ方は、会話をしただけではわかりにくい大変難しい判断であることは間違いありません。ＳＴの方によって感じ方、判断が異なっては困ることから、一定の検査基準は必要と思われます。

目的は、できないことを確認することですか？　いいえ、違います。ご本人が失語症と向き合い笑顔でこれからの人生を送れるようになること。検査はその過程でしかありません。経験の浅いSTの方は頼るべき指標として検査を用いるのはとてもよく理解できます。その時に必要なのは、多くの場合、自分より人生の先輩である失語症者に対して敬意をもって接すること。**できないことより、できることをカウントする**こと。ご自分のリハビリ計画のためのチェックにはできないカウントでもちろんいいのですが、失語症のご本人を前にその言葉を不用意に発しないこと。

やっと、言語療法室までやってくることができた失語症者を心からあたたかく迎え、障害を受けなかった、または障害が軽度だった箇所も伝えてください。大切なのは、**マイナスワードではなくプラスの言葉でご本人に伝える**ことです。

そうじゃなくても、自尊心はズタズタだし、泣きごとを言いたくても言えないのです。そこで、また**追い打ちをかけるように、ダメなところはここ、ここも、と指摘されてはいじめにあっているようなもの**です。

ルーティンのように最初に必ずやるべき必須検査と決めつけず、時には、ＳＬＴＡを今日は行わないという勇気も必要でしょう。寄り添う姿勢、そして一番の理解者だとわかってもらうことが一番大切です。

また、失語症の方ご本人もどんなにつらくても現実を受け止め、できないことを自分で知る勇気が必要です。大変な苦しみを伴います。でも、そこを乗り越えなければ前に進めません。その時、一人じゃありませんよ、と寄り添う心で伝えて欲しいのです。他の誰より失語の状態を理解しているＳＴさんが一番の味方になってください。

23 失語症者のやる気を引き出すコミュニケーション

患者の感情

顔はわかるのに名前が覚えられない……

リハビリ二日目。ガラガラと点滴スタンドを転がしながら言語療法室に向かいました。連絡通路にさしかかり、立ち止まって窓の外を見下ろしてみました。通路は大通りを少し入った道路の上に渡されていて、時々車が足の下を走り抜けました。白い日傘をさした女性も歩いていました。「私がこうしている間にも、世の中はフツウに存在し、フツウにまわっているんだ」。それはとても不思議な感覚でした。

先生は昨日と同じ笑顔で迎えてくれました。先生の顔はちゃんと覚えているのに、名前はなかなか覚えることができませんでした。というより、文字と音声が結びついて記憶の中に定着しないと言った方がいいかもしれません。だから、何度も先生の胸のプレートで名前を確認しながら、挨拶をしたり会話したり。他の先生方も同じです。自分のベッドの頭上の壁にある担当ドクター名が書かれたカードで確認しつつ話をしていました。

この日、先生は軽く会話を交わした後、「沼尾さんには、こういうのがいいんじゃないかしら、と思って」と、A四サイズの紙を四枚、テーブルの上に置きました。そこには、横書きの大きい文字で、短い文章が一行ずつプリントしてありました。

①青井さんは青いスキーが好きだ。
②赤い紙に垢がつく。
③空き家に引っ越したが、秋には飽きが来た。
④悪の世界のドアが開く。
⑤アクセントで悪戦苦闘する。

それは、アナウンサーになりたくて、毎日練習したアクセント訓練用の短文にそっくりでした。アクセントと滑舌はアナウンサーにとって必要不可欠なスキル。でも、アクセントに規則性がない栃木弁で育った私は標準アクセントを習得することにとても苦労しました。そらで覚えているくらい何度も練習したことを懐かしく思い出しました。これなら、言葉がついて出てくるかもしれないと、おそるおそる、小さな声で読んでみました。でも、知っているのに、わかっているのに、覚えているのに、つっかえつっかえで、すらすらと読めませんでした。何度も何度もやってみましたが、結果は同じで、ついに疲労困憊となりました。それでも、私はこのハードルの高い練習をすること自体は嬉しかったのです。

「頑張らなくてもいいですから。少しずつやってみるといいかもしれませんよ」と、先生は優しく声をかけてくれました。私はその言葉でどれだけ救われたことでしょう。この後のリハビリで新しいプリントをくれる時も同様でした。決して「まだまだですね」とか、「これをやってください」「やりましょう」とは言わず、毎回、**何気ない口調で「こんなの、どうかと思って」**と言い「少しずつでいいですからね」と必ずつけ加えました。

コミュニケーションテクニック

「こんなの、どうかと思って」。引きの提案をしましょう

脳の神経細胞は一度死んでしまうと、残念ながら現在の医学では元に戻ることはないとされています。しかし、最近の脳科学の研究では、リハビリによって損傷した脳領域周辺に新たな神経回路ができることが明らかになっています。言語の学習など外部情報を取り入れ脳に負荷をかけることによって脳細胞に新たなシナプス結合が行われることが報告されています。また、脳には、もともと左脳と右脳で損傷を受けた領域をカバーし合おうとする機能が備わっています。そのため、適切なリハビリテーションによって機能回復することが可能と言われています。

言語のリハビリは経験値を高めていくことと、ほんの少し難しい学習、この二つによって回復を試みていくわけですね。大切なことは、この「ほんの少し難しい」です。手に負えない難解な学習は回路がショートしてしまうし、本人のやる気を根こそぎ削いでしまいます。患者の性格にもよりますが、リハビリは**励ましながら少しずつ一緒に歩いていくような気持ちで接することが大切**です。「これをやってください」といった押しつけワードは、他者への服従になり、本人の意志決定ではありません。できない理由、やらない言い訳を他者へ責任転嫁してしまいます。

「引きの提案」はそのものずばり、一歩引いた提案です。あくまで、自分の意志でそれを行うように促します。「こんなの、どうかと思って」には、医療者の患者に対する思いやりが感じられ、また、あなたはどう思う？　という問いかけになっています。つまり、決定するのは、提案した医療者ではなく、患者本人ですね。ここがとても重要です。一歩引

いた提案は、熱意のある医療従事者であればあるほど、とてもまわりくどい手法かもしれません。でも、**時間をかけて本人のやる気を引き出した方が、これからの長いリハビリを一緒に歩むパートナーとして、より深い信頼関係を築くことができる**のです。あなたの意志を尊重する、そのための最良の提案をしますという、実は強いメッセージ性のある手法なのです。

「やりましょう」「〜してください」という押しの提案型も、患者の性格や、シチュエーションによっては有効です。それについてはのちほど説明します。

コミュニケーションに正解はありません。相手がいて初めて成り立つものですから、患者の性格やその時の感情など、さまざまな環境によって有効であったり、逆効果であったりします。時には背中を思い切り押してあげることが必要なこともあるでしょう。おだてながらその気にさせることも。大事なのは、押したり引いたり、本人が自主的にやる気になるように舵取りすることです。

24 仕事は無理かも……と落ち込む失語症者とのコミュニケーション

患者の感情 「大丈夫」と励まされるほど落ち込んで……

病室に戻って、もう一度、言語聴覚士の先生に渡された短文のプリントを声に出して読んでみることにしました。今度は、しっかりと大きな声で、それも新人アナウンサー時代のように、滑舌よく読んでみようと。うまくいきませんでした。その次の文も、その次も、次の次も……。滑舌よくどころか、スムーズに読めないのです。ましてや全部通しで一気に読むなんて、ありえませんでした。もう文字はずいぶん理解できるようになっていたのですが、声に出して読む時、簡単な漢字でつまずいてしまいました。

漢字は表意文字です。かな文字やローマ字のような表音文字は一字一字が発音を表すのに対して、表意文字は一字一字が直接的にある意味を表します。だから、「青」という漢字を見ると、私達はすぐに空や海の色を思い浮かべながら「あお」という読み方を記憶の中から取り出し、すぐ音に変換して声に出して読むことができます。

さらに、読む時に抑揚はつきものですが、正確なアクセントで読むには、その文字の意味を理解していないとできません。

このような作業は頭の中で瞬時に行われています。日常生活では変換が多少ゆっくりでも、問題はないと思います。

でも、ナレーターという職業では、この変換作業が迅速かつ正確でないとお手上げです。しかも、私がテレビで担当している番組は、事件や事故、社会や政治問題などをいち早く伝える情報生番組。放送直前にニュースが飛び込んでくることもありました。そんな時は、渡された原稿を、放送中に生で読まなければなりません。よりスピーディーに、目にした文字の意味や読みを理解し、音に変換しなければならないのでした。

それなのに、こんな短い文章も読めない。普通に読むことさえできない。

「やっぱり、私、ダメだ」と泣きたい気持ちで、プリントをベッドの上に放り投げました。しばらく、ぼんやりと窓の外を眺めていました。

「どうせダメなのに、こんなことして何になるの？」

私は自分の気持ちを言語聴覚士の先生にはたどたどしくても伝えることができるようになり、そういった意味でコミュニケーションが困難な状態からは脱しました。身近な人からはこれからの不安を口にしても「大丈夫」「なんとでもなるよ」と励まされましたが、心はどんどん鬱いでいきました。

コミュニケーションテクニック

人によって違う「大丈夫」のとらえ方。データを蓄積しましょう

その人その人によって、「大丈夫」の到達点は違います。日常会話ができるようになってよかったと思える人、職

場に復帰できるまでの理解力が欲しい人、まあこのくらい喋れるようになったらよしとしようと思う人……。

営業の現場の第一線で活躍している人や、教師など言葉で伝える仕事に就いている人が今までと全く同じように言語理解し、滑舌よく流暢な言葉で話すことができなくては、「大丈夫」はむしろ拷問です。

医療従事者は失語症者の生きてきた背景に注意を払わなくてはなりません。家族関係、社会的ポジション、嗜好、信念、性格……。これらの情報は、家族から得たり、また、まさに本人とのコミュニケーションによってインプットしていきます。

一般的には、ゆっくりでも、多少間違っても、読解し音読できていれば、それは「よかった」「大丈夫」が該当しますが、言葉で伝えることを生業にしている方には、「全然ダメ」「ありえない」わけで見当違いもいいとこなのです。

回復期の段階で心がくじけてしまうと、リハビリへの意欲が大きく後退します。失語症者本人から情報を聞き出すことは困難なことですが、**何に落ち込み、何が励みとなるのか、ちょっとしたやりとりの中から信号をキャッチしていく習慣をつけていく**といいでしょう。

簡単でいいので、笑顔になった時や悲しそうな顔をした時のことをメモしていきます。そのデータの蓄積で「大丈夫」のラインが見えてきます。もし、ラインの読み間違いをしてしまった場合、患者を傷つけてしまうことがあるかもしれません。その時は間違いを素直に詫び、コミュニケーションを組み立て直します。それが会話を育てることになるのです。

25 踏みとどまらせるコミュニケーション

患者の感情

こんなみじめな自分、生きている意味がない

仕事のことを考えると、道のりは遠く、『西遊記』並みの途方もなく遠い道のりを歩いていくことになりそうでした。だから、今は仕事のことは考えない。目の前にあるちっちゃな山から越えていくしかないと自分に言い聞かせていました。でも、納得していられる時間は短く、すぐに胸が苦しくなり、動悸が激しくなってきました。つらい。この現実から逃げ出したい。言葉を操れない自分を、私はどうしても受け入れることができませんでした。こんなみじめな自分では、もう生きている意味がない。

ふらふらとベッドから降りると窓辺に立ちました。窓辺にはお見舞いの花がたくさん飾ってありました。花瓶の向こう側に右手を伸ばし、窓の鍵に指をかけました。その時、花瓶の花がバランスを崩し、とっさに「あっ」と左手で支えようとした瞬間、一枚のお見舞いカードが目に入りました。

〈ひろ子さんのオーラとパワーで病など吹き飛ばしてください〉

ふわっと力が抜け、鍵から右手が離れました。しばらく放心状態で立っていました。どれぐらい時間がたったでしょうか。

私は、大きく息を「ふーっ」と吐き出しました。そして、何度も深呼吸をしました。

もう、仕事のことは考えない。仕事はしない。仕事に戻らない。

私は、床に落ちたプリントを拾い上げました。大きく口を開けた絶望の谷の淵ギリギリのところで、つま先で踏ん張っていました。

コミュニケーションテクニック
たったひと言、言葉をかけて！

一線を越えるか越えないか、その線は決して太いものではありません。細い糸のようなものです。だから、越えるのは誰にでもできるとても簡単なことです。むしろ、越えずに踏みとどまっていることの方が難しくとても強い気持ちが必要なのです。

命を授かってから全うするまで生きることは私達のＤＮＡに組み込まれているのでしょう。人間は本来、今現在のつらさを乗り越える力を兼ね備えているように思います。それは自分への可能性でもあります。

ところが、自分自身を信じることができない、進んでもその先にあるものがわからない、あるいは、進んでもそこには何もない可能性の方が高いかもしれないとしたら。生きる自分は大切な人の、社会のお荷物になると確信してしまったら、その線を越えることの方が簡単です。

生きていてもひとりぼっち。コミュニケーション障害は人間の尊厳を粉々に打ち砕く恐ろしいものです。一線を越えるか越えないか、それは、ひとりぼっちかひとりぼっちでないかに大きく関係しているように思います。

私を踏み留まらせたものは一枚のカードでした。私を気にかけている人がいる、大事な瞬間にそのことに気づかせてくれたものの存在が大きかったのです。たとえば、通りかかった看護師の方が、笑顔で「どうしました?」、「ちょっと落ち込んでるみたいに見えますよ」と声をかけてくれたら、魔の瞬間からふっと引き離されます。たったひと言でいいのです。自分と自分を取り巻く世界をつなぎ止める他者のひと言。他者の笑顔。他者のあたたかみ。

これから生きていくことの方が苦しいと失語症の方は一度は思うのではないでしょうか。自分の人生は誰も変わってくれません。自分で背負ってくしかありません。でも、ひとりぼっちじゃない。そのことに気づけば、断ち切る勇気ではなく、生きる勇気に変えることができます。

まだ、受け止め切れていない不安定な精神状態の失語症者を支えるのは、「失語症者は言葉が理解できないから負担をかけないように話しかけない」のではなく、「気にかけてますよ」が伝わる言葉がけ。短い言葉でいいのです。難しい話は必要ありません。

26 失語症者の不安を取り除くコミュニケーション

患者の感情

脳細胞は死んだら生き返らないの……

「点滴とれたんですね。よかったですね。調子はどうですか？」

言語聴覚士の先生は、いつも、ゆったりと構えながら、私の話に、ジッと耳を傾けてくれました。私は、点滴がとれたおかげで急に元気になったような気がすること、言葉の方はなかなかうまくいかないことを報告しました。

「どうしても漢字の前でつまずくんです。どうしてでしょう？」

失語症の苦しみを医学的に理解してくれている先生には素直に〝自分ができないこと〟を告白できました。すると先生は白い紙に何か書き始めました。

「沼尾さんの脳のダメージを受けた部分が、この左耳の上あたり。ここは、言葉をつかさどる言語野なんです。そして、死んでしまった細胞はもう再生することはありません。そのかわり、まわりの細胞を活用して、忘れていた言葉を思い出したり、今まで無意識のうちに行ってきた言葉の使い方の記憶をよみがえらせたりするの。沼尾さんの場合は、漢字の変換に少しタイムラグがあるんですね。**時間がかかっても、生きている細胞を上手に使っていけばいいんですよ**」

そう言って、「新聞記事の漢字にふりがなを振ってみるといいですよ」と提案しました。

骨折だって時間がたてばくっつくのに、一度死んだ脳細胞は二度と生き返らないという事実はかなりショックでした。でも、脳梗塞による失語症のメカニズムをきちんと説明してもらえたのは嬉しく、自分の症状を自分自身で把握していると、不安もかなり薄らぎました。

コミュニケーションテクニック

プラスワードで説明しましょう

失語症者の不安を取り除くことの一つに、現状をしっかり説明することがあります。繰り返しますが、失語症者はけっして知的レベルが低下しているわけではないので、わかりやすい言葉やスピードで図などを使って説明すると理解できることが多いです。自分の状態を把握することでこれからの人生を積極的に考えることができます。わからないことほど不安なことはありません。

説明する時にマイナスワードを使わないように心がけてください。プラスワードで説明しましょう。

27 リハビリ開始のコミュニケーション

患者の感情
ちゃんと、買い物できるかな

言語療法室からの帰り道に思いきって新聞を買いに行くことにしました。小さな売店の奥の棚に並ぶ新聞を一部抜き取り、緊張しながらレジに向かいました。

病気になって以来、会話を交わしてきたのは、私の症状や状態を理解してくれている人達ばかり。でも、ここでは、私のことなど何も知らない、何の心構えもない相手との初めての会話です。

「これをお願いします」

「はい、一五〇円です」

「千円札でもいいですか?」

「大丈夫ですよ」

本当に何気ない日常会話です。私は普通にしゃべっているかしら。相手に通じているのかしら。おかしなことは言ってないかしら? 不安がよぎりました。ドキドキしながらおつりをもらい、「ありがとうございました」と笑顔で言われた時、嬉しくて、ホッとして、心の中で、「やったーっ」とガッツポーズしました! ニコニコしながら売店から出てきた私とすれ違った中年の女性が、不思議そうな顔で見つめたことを覚えています。

コミュニケーションテクニック

高難度な「買い物」はスタート時期が大切

買い物は失語症者の言語リハビリの最重要課題です。日常生活に欠かせないにもかかわらず、数字の概念と「〇〇円です」と言われた時のとっさの音とのマッチングが困難な方はとても多いです。

さらに、一般の方との会話には大変な集中力が必要であり緊張を伴います。そうでなくても「いくら」という理解に時間がかかり運動麻痺が伴えばお金を出すのに時間がかかる。そのことによって自分の後ろにはレジを待っている人の列ができてさらにあせりが生じ、自分がかけた周囲への迷惑にヘコみます。言って見れば高難度なリハビリなのです。

実践で買い物を行う時期が早ければいいというものではありません。失語症のレベルによっては負荷が大きく、できない経験を積ませることになりさらに自信を無くしてしまいます。**できる経験値を高めた方がリハビリへの積極性が増すので、買い物のスタート時期は慎重に決める**とよいと思います。

28 失語症者に行動を促すコミュニケーション

患者の感情 やればやるほど、ダメな自分……

売店は玄関ホールとつながった広々とした総合待合室の一角にあり、老若男女さまざまな人が座っていました。外来患者や白衣を着た病院関係者、付き添いの家族なども行き交い、入院病棟フロアよりも、すべてが気ぜわしい感じでしたが、ザワザワとした雰囲気が嫌ではありませんでした。

玄関ホールには案内カウンターがあり、その横にも一脚、長椅子がありました。私は吸いよせられるように歩いて行って腰を下ろし、売店で買った新聞を読んでみようと思いつきました。そして、一番後ろのページを広げて、目についた記事から声を出して読み始めました。私の声は周囲の音にかき消されて、気にする人は誰もいませんでした。

病室は個室でしたが、ホテルではないから、お腹から声を出せば響きます。両隣からは、壁越しに苦しそうに喉を鳴らすおじいさんの声や、大きなイビキも聞こえていました。でも、玄関そばのこの場所なら、何の気兼ねもいらなかったのです。こうして別館の言語療法室からの帰りは、必ず本館の売店に寄って、玄関ホールの長椅子に座って音読をすることが私の日課となりました。

さらに、先生は、新聞にふりがなを振ることを提案してくれました。私の脳内コンピューターは故障しており、音変換を正確なものにするためには、ふりがなを振るのが一番らしい。私はさっそく、実践してみることにしました。

高校球児達《こうこうきゅうじたち》の暑《あつ》い夏《なつ》。

こうして漢字につまずく心配がなくなりました。ふりがなを振ると、「こども新聞」みたいになるけど、人目など、気にしていられません。意味が理解できなくても、とにかくふりがなを振り、ひたすら声に出して読みました。すぐ疲れるので、あまり長くはできません。おまけに、一回目が比較的スムーズにできたからと言って、二回目もできるとは限りませんでした。「さっきはできたのに」と落ち込むこともしばしば。やればやるほど〝ダメな自分〟を突きつけられました。けれど、目の前の課題をただひたすらこなすことで、私はさまざまな不安から逃れようとしていました。

コミュニケーションテクニック

「押しの提案」をしてみましょう

失語症の人にとって漢字は宝物です。漢字には意味が表されているため理解の手助けになります。漢字で意味の原型は把握できているのに発声まで間があいてしまったり、とちってしまったりするのは脳内情報処理がうまく行っていないからです。発音記号の役割を担う平仮名でふりがなを振ると、意味理解と発話／発音を瞬時に行うことができます。

漢字にふりがなを振って音読する方法はとても有効でした。私は復帰した今でもナレーション原稿の読みの確認に行っています。ただし、どんなに有効だとわかっていても、行動の意志決定はあくまで本人がしなければいけません。医療従事者が力を発揮して欲しいのは行動変容への言葉がけです。

本人の悩みに対して有効な手段が明確な時、提案型の言葉がけの中でも「～してみるといいですよ」というようなプッシュに近い言い方を試してみてください。**信頼関係の築けている権威者からの「押しの提案」は本人に改善への意志がある場合、よし、やってみようと行動への意志決定へとつながる**はずです。

29 有効でないリハビリコミュニケーション

患者の感情

テレビは私と外の世界をつなぐ窓

リハビリが始まり、一人で病院内を移動することもできるようになり、「仕事のことは考えなくていい」と決心すると、心は軽くなりました。でも、朝が来ると、私の心に、また重苦しい気分が戻ってくるのでした。

朝は一日のうちでもっともすがすがしく、もっともエネルギーに満ちあふれるひと時のはずなのに、私にとっては、とてつもなく重苦しく、もっとも嫌いな時間帯となってしまいました。目が覚めると「昨日までのことは夢かもしれない」という厚さ一ミリの氷の希望がたちまちペリンと割れるからでした。目を開けて、まず目に映るのが病院の天井や壁。現実の始まりでした。すべて夢だったらどんなにいいだろう、と思いながら一日が始まっていました。

そして、こんな宙ぶらりんな状態は生まれて初めてだったのです。どうしたらいいのか、何をしたらいいのか、どこに向かっていくのか、自分の意思では何一つ決められない。永遠に広がり続ける砂漠のど真ん中にポンと置き去りにされているようでした。一人で迎える朝は、そんな自分の状態を、嫌というほど思い知らされました。

さらに、どうしても「思考」の波が防波堤を越えて押し寄せてくるのでした。考えないと決めたのに。

――私は〝沼尾ひろ子〟として生きていくための一番大切な武器をもぎ取られ丸裸だ。武器はいつかまた手に入るのかもしれない。でも、それがいつなのかはわからない。自分の言葉で物事を表現するナレーターという仕事が大好きだ。これまで、国語力や常識、機転などが必要とされる生放送のＶＴＲアンカーを、自信を持ってつとめてきた。なのに、私はその術を失った。どうしたらいいのだろう――

仕事のことを考えると、苦しくて、苦しくて、それなのに「大丈夫です」と言い続けた虚勢の鎧がずっしりと重たくて、私は身動きがとれなくなっていました。「もう、あなたは仕事はしないんだよ」と自分に言い聞かせ、ラクになったはずだったのに……。それは、絶望的な苦しみでした。

朝は気分だけでなく身体の調子も悪かったのでした。決まって頭がボワーンと重く、目の奥にも石のようなものがズンズンと積み上げられていく感じ。だるくて、フラフラして、胸もドキドキしていました。

私の一日は、朝五時に始まりました。五時に起床してカーテンを開け、六時頃までベッドでぼーっと横になり、七時半頃に朝食。ナースステーションに置かれたトースターに、自分でパンを入れに行き、焼き上がるのを待っている間、入浴の予約表の好きな時間に名前を書き込みました。介護が必要な患者さんの入浴時間はすでに記入ずみ。そこは避けて、午前中シャワーを浴びることができるように予約を入れるまでがルーティン。

朝食が終わる頃に先生が回診にやって来きました。まだ私が口をモグモグ動かしていることもありました。女性たるもの、訪問者があるなら、身なりをきちんと整え、落ち着いてご挨拶したいもの。なのに、先生方は、いつも奇襲攻撃をかけてくるのでした。もっとも、回診の時間はだいたい決まっているのですから、こちらが見繕いをしていればいいだけの話なのですが、私も自分のペースをくずすのが嫌なのでした。

それでも、先生の回診の時には、早く退院したい一心で、思いっきり笑顔を浮かべてアピールしてみたのですが、先生は「まだ、無理だね」という表情で行ってしまうのでした。

病室では、いつもテレビをつけていました。自宅でもテレビはつけっぱなしのことが多かったのですが、それはデイリーの生放送に必要なさまざまな情報を得たいのと、大好きなドラマを観るためでした。

病室では、テレビを観ても何をやっているのか全くわかりませんでした。もちろん、何を言っているのかも理解できません。それでも、朝から、ずっとスイッチは入れっぱなしにしていました。夜もつけたまま眠るので、いつも見回りの看護師さんが消してくれました。

テレビは私と外の世界をつなぐ窓のようなもの。外の世界を感じながら夜の眠りにつきたかったのです。テレビの音がなくなると、別の病室から聞こえてくる苦しげな声や点滴のスタンドを押して廊下を歩く音、ナースコールに応える看護師さんの声などが耳に入ってきます。私が病室にいるという現実を突きつけてくる音ばかり聞こえてきて、それを遮断するのがテレビの役割なのでした。

この現実の音と夜の闇が重なると、不安も倍増されて眠ることができませんでした。テレビは私の子守唄だったのです。ただ、私がナレーションを担当している番組だけは、一度も観ませんでした。

コミュニケーションテクニック

リハビリは双方向で!

一見テレビは映像があって音声があるため、言語のリハビリに有効のような気がしますがこれは一概に正しいとは言えません。マスメディアの特性といいますか、一方通行な情報発信ツールは失語症者にとってはただの音声でしかありません。耳から入ってくる音声は意味を成しません。全く馴染みのない外国語放送と一緒なのです。失語症はコミュニケーション障害なので、言語のリハビリは双方向であることが重要です。つまり、会話が一番の近道と言えるでしょう。

30 失語症者の個別の目的に対応するコミュニケーション

患者の感情

達成感がないリハビリ。本当に意味はあるの？

漢字にふりがなを振って音読する練習は、その後もずっと続けていました。「これで漢字につまずかない」と喜ぶ時もあるのですが、多くはぎこちなさがどうしても残り、以前のようにスラスラとは読めませんでした。言葉の意味を理解しながら読めば正しいアクセントになるはずだし、そうすればスラスラを読めるかもしれない。

私は、今まで無意識に行ってきた「言葉を発する」作業を、意識的に文字と意味と音声をつなぎ合わせようとしました。それには、長年仕事で培ってきたスキルが役立ったように思います。

〈青井さんは青いスキーが好きだ〉

「青井さん」のあおいは平板に、「青いスキー」のあおいは、「お」にアクセント。自分なりに印をつけて、何度もトライ。さらに、母音の口の形を意識して発音しました。

「あおい、青井、青い」次は子音の舌の位置も確認。そして、意味をしっかり理解しながら、今度は話すスピードで読んでみました。

でも、変換が遅れて不自然な間があいてしまうのです。「青い」のアクセントも平板でした。あー、できない。学生時代は、四時間かけて英単語を覚えれば、それは試験の点数に確実に反映されました。でも、リハビリは違って、すぐに結果が出るわけではありませんでした。はたして今やっていることに意味はあるのかどうかわからなくなり、やったー！　できるようになった！　と大喜びする達成感は全くありませんでした。それどころか、やっぱりできない、ダメだと再認識することの方が多かったのです。

「どうしてできないんだろう」。そんな時、私は枕に顔をうずめて、しばらくじっと動かず、お地蔵さん状態なのでした。このまま本当にお地蔵さんになってしまいたかった。でも、そんなことはもちろん一〇〇％無理で、それに比べれば、スムーズな音読をめざす方が、まだ確率は高いと思い返しました。読み続けるしかない！　と。

大きく深呼吸して、「青井さんは青いスキーが好きだ」。

そのまま、プリントの文章を最後まで読んでみました。どんなにえこひいきしてくれる先生でも赤点確実の結果でしたが、一度読み始めたら最後まで読み切る。そう決めて繰り返しました。

「濁点が抜けちゃいましたね」

それは、前日、言語聴覚士の先生に「ふりがな、振ってきてくださいね」と渡されたプリントでした。

〈授業は十時からなので十分に準備ができます。〉

←

〈授業《じゅぎょう》は十時《じゅうじ》からなので十分《じゅうふん》に準備《じゅんび》ができます。〉

あっ、本当だ！　この他にも数ヵ所、濁点の脱落した箇所がありました。読みだけでなく、書く方もまだあやふやだったのです。平静さを装いながらも、指摘されるまで全く気づかなかったことに軽くショックを受けました。少し自信がついたかと思うと、意地の悪い神様がどこからともなく現れて、「そんなに甘くないよ」と笑うのでした。

ふりがなつきの漢字の読みがうまく行かずガッカリし、漢字の濁点の脱落にまた落ち込む。それでも、気を取り直して、またふりがなを振り、声に出して読むことをやめなかったのは、それをやることが生きている証だったからです。ここで投げ出して何もしなかったら、私はただ息をしているだけで、いつ何時、死の誘惑に負けてしまうかもしれないからでした。自分で自分をコントロールできない恐ろしさに比べたら、できの悪い生徒の烙印の方がまだましでした。

そんな私に、先生は、

「こんなのも用意してみました。沼尾さんのためになるかなあ、と思って」

と、四枚の新しいプリントをくれました。それは手書きの早口言葉でした。漢字には、すべてふりがなが振ってありました。

〈・青《あお》は藍《あい》よりいでて藍《あい》より青《あお》し
・歌唄《うたうた》いが来《き》て歌唄《うたうた》えというが、歌唄《うたうた》いぐらい歌唄《うたうた》えれば歌唄《うたうた》うが、歌唄《うたうた》いぐらい歌唄《うたうた》えぬから、歌唄《うたうた》わぬ
・瓜売《うりう》りが瓜売《うりう》りにきて瓜売《うりう》り残《のこ》し売《う》り売《う》り帰《かえ》る瓜売《うりう》りの声《こえ》
・久留米《くるめ》の潜《くぐ》り戸《ど》は栗《くり》の木《き》の潜《くぐ》り戸《ど》、潜《くぐ》りつけりゃ潜《くぐ》りいい潜《くぐ》り戸《ど》だが潜《くぐ》りつけなけりゃ潜《くぐ》りにくい栗《くり》の木《き》の潜《くぐ》り戸《ど》〉

これ、見覚えが……。二〇代の頃、アナウンサー研修で毎日、毎日、鏡の前で口の形を確認しながら発声練習した滑舌のための早口言葉でした。当時私は、仕事に行く前に、この発声練習を一年間、毎日欠かさなかったのです。「青は藍よりいでて藍より青し」最初の一文を口にすると、後は次から次に言葉がわき出てきました。全部、そらで言えました。早口にはほど遠いし、滑舌もまだまだ曖昧でしたが、初めて自信を持って最後まで読み切ることができました。

「これ、新人の頃、毎日、練習をしていたんです！」

私は、その場で立ち上がって踊りだしたいほど嬉しい気持ちを懸命に伝えました。

「そうですか。よかったですね。お役に立ちましたか」

先生も嬉しそうでした。

この四枚のプリントは私の心の支えとなりました。病室ではいつも枕元に置いておきました。ここは病院なので、新人の頃のようにお腹から声を出すわけには行きませんでしたが、毎日、背筋を伸ばしてベッドの横に立って、音読しました。

コミュニケーションテクニック

「架け橋となる言葉」をかけましょう

決められたテキスト、そのテキストの内容を反復する言語リハビリは、学校の授業のようにクラスの生徒全員に向けて教科書で教えるのに似ています。それは悪いことではありません。ただ、ひとくちにコミュニケーション障害と言っても、障害の表れ方はさまざまで、日本語の特性から、神経回路が障害を受けた箇所を特定できない場合も多いです。

また、失語症者の属性、特に、職種に直結したリハビリは、本人にとって社会復帰へのストレートロードに思え、積極的にリハビリに取り組もうとするでしょう。言語のリハビリは怪我や疾患の治療とは少し違い、重度と思われる障害、比較的回復の見込まれる障害、医療者から見てここをリハビリしてあげたいと思う箇所と、本人が一番悩んでいる障害、改善したい障害は必ずしも一致しません。ですから、**失語症者本人が何が改善されたら一番嬉しいのか、ご本人の立場になって考える**必要があります。それによって、リハビリプログラムは変わってもいいのです。

「〇〇さんのためになるかなあと思って」の言葉を添えて用意したリハビリプログラムを差し出してください。自分の悩みを真剣に解決しようとしてくれるパートナーとして認めるでしょう。ラポールが構築され、ここからがまさに真の二人三脚のリハビリの開始となります。

31 消灯後のコミュニケーション

患者の感情

夜ぐっすり眠りたいのに、眠れない

病室でうまく眠ることは難しい作業でした。「寝よう」と思って目を閉じると、まぶたの裏に仕事をしている自分の姿が浮かび、苦しくなりました。仕事のことは考えない、仕事のことは忘れる、と自分に言い聞かせても、一度始まった負の思考はなかなかストップすることができず、眠ることができなくなりました。

ある晩、テレビで映画『ミッション・インポッシブル』が放送されていたのでぼんやり観ていました。いつの間にか、テレビも部屋の電気もつけっぱなしで眠っていたようです。そこへ、「部屋の電気を消しますか」と言う声がしハッと目が覚めてしまいました。巡回に来た看護師さんが気をつかって言ってくれたのですが、その後いつものように眠れない時間を過ごすことになりました。

病院で「眠る」という作業は、どんな患者にとっても一大テーマに違いありません。入院患者で全く不安を抱えていない人は九九％いないのではないでしょうか。私のように、闇の中で不安に押しつぶされそうになっている人は、数えきれないほどいると思います。

すべての人が心地よく眠りの世界に入っていき、ぐっすり眠って、誰もが「たいへんよくできました」のスタンプを押してもらえたら、どんなにいいだろうと思ってしまうのでした。

コミュニケーションテクニック

声をかけない思いやり

失語症者に声をかけて、と繰り返し言ってきましたが、ここでは声をかけないコミュニケーションをお伝えしようと思います。夜の闇に飲み込まれそうで部屋の電気をつけっぱなしにしている患者、テレビをつけっぱなしにしている患者の多くは、不安を抱えてなかなか寝付けません。眠ろうとすればするほどさまざまな不安でいっぱいになり目が冴えてしまいます。意識せずにいつの間にか眠ることができたらラッキー。いつもなら気にかけて声をかけてくれる看護師さんは大歓迎なのですが、やっと眠りについたところに声をかけられたら、やっと眠れたのに、と怒りよりも悲しい感情が芽生えます。声をかけずに様子を伺うことはできないでしょうか。眠っていたらそっと電気やテレビを消すのです。**時と場合によっては声をかけないコミュニケーションも大切**です。

32 内にこもる失語症者とのコミュニケーション

患者の感情

普通に話ができたかしら。みんな何かおかしいと思わなかったかしら

ある日の午後、私は一人病室にいました。ソファに腰掛け、言語聴覚士の先生が用意してくれた『声に出して読みたい日本語』から抜粋したプリントを手にし、音読をしていました。用紙には河竹默阿弥の『弁天娘女男白浪』、島崎藤村の『初恋』、『百人一首』などの一部が並び、『般若波羅蜜多心経』やガマの油売りの口上などがありました。これらの有名な一文には漢字がとても多いのですが、すべてふりがながついていて音読すると旋律がとても美しく、気持ちまでが豊かになってくるようでした。文字を見て「楽しい」と思ったのは、入院して初めてだったような気がします。ただ、まだまだ疲れやすく、あまり続けることができませんでした。

少し横になっていると、ドアをノックする音が。続けて、「ちわーっす」と聞き覚えのある声がしました。現れたのは、一三年間担当してきた番組で一緒だった気心の知れたスタッフ三人でした。ペットボトルの水をたくさん買い込んできてくれ、ニコニコしながら「元気そうじゃない？　ズル休みでしょ」、「内緒にしていてあげるから、白状しなよ」などと言うので、大声で笑ってしまいました。その自分の声に、自分でもびっくりしました。その後も、三人は仕事のことには一切ふれず、たわいのないおしゃべりをし、私が笑い疲れた頃、「ゆっくり休みなよ」と帰っていきました。

こんなに大きな口をあけて笑ったのは、すごく久しぶりのことでした。

私は友人の心遣いに感謝するとともに、今、普通に話ができたのだろうか、みんなは何かおかしいと思わなかったかしら、と不安になりました。

もっと早い時期、お見舞いに来てくれた人を前に、私は大失敗をしでかしました。構成作家や制作プロデューサーの方達が、やはり三人で来てくれたのですが、彼女達の名前が言えなかったのです。自分の病名や担当医師の名前も彼女達にうまく伝えることができませんでした。ただ、私自身、自分の状態をまだよく把握していなかったので、その時は落ち込むこともなかったのですが。

この時期の私は、自分がうまくしゃべれないことを十二分に知っていましたから、「自分は以前と変わらない」ということを、みんなに見せようと必死になり、ついこの間まで窓から飛び下りてしまいたいほど絶望の崖っぷちに立っていたなんて、絶対に知られまいと必死に努力したのです。

今日は、うまくいったのかしら、まだ、誰にも会わない方がいいのではないかしら、と不安の波に飲み込まれそうになったのですが、私は気持ちを切り換えました。たった今、お腹から笑っている自分がいたのも、また事実。どう思われようとかまわない。笑って話せる友人との時間を大切にしようと決めたのでした。

それからは連日、友人、知人がお見舞いに来てくれました。お世話になっているテレビ局、ラジオ局の関係者、過去に一緒に仕事をしたスタッフ、局アナ時代の同期や、高校時代の友人。毎日、誰かが顔を出してくれ、一人で過ごす日は一日もありませんでした。誰一人として、心配を顔や言葉に出さず、何てことないおしゃべりに大笑いしながら帰っていきました。仕事の話をする人もいませんでした。病室はまるで、誘い合わせてコーヒーを飲みに立ち寄るカフェのようでした。友人達がいる間は、ここが病室であることを忘れることができました。

気の置けない友人達のあたたかい思いにどれだけ救われたことでしょう。私は、多くの人と会って、どんどん前向きになっていきました。会話の途中で言葉が出なくても、言い間違いをしても、恥ずかしがらずに懸命に話し続けました。みんなが帰ると笑い疲れて昼寝をしてしまう日さえありました。笑いに勝る薬はないのかもしれません。笑い声は、私の病気をどんどん治してくれるようでした。

ある時、病室に数年前担当していた番組のデスクの女性が訪ねてきてくれました。左手のひじの内側は、大きな二リットルのペットボトルを四本ぶらさげて歩いてきたためまっ赤な輪の跡がついていました。

「これ、岩手県の龍泉洞の水です。たくさん飲んでくださいね」

龍泉洞は日本三大鍾乳洞の一つ。彼女は岩手県出身で、わざわざこれを取り寄せ持ってきてくれたのでした。何年ぶりかで顔をあわせた彼女は、ひとしきり笑いながら楽しくおしゃべりした後、帰り際、急に真顔になってこう言いました。

「私、沼尾さんの声が大好きです」

有り難くて、心がいっぱいになり、私は本当に言葉につまってしまいました。

嬉しくて言葉につまるのは大歓迎。そして、しみじみ思いました。友人は私のかけがえのない宝物だと。

コミュニケーションテクニック

笑顔で話しかけましょう

笑顔は、世界中の国々で共通して「好感を与える」意味を持つと言われています。発信側は「あなたに敵意を抱いていません」。受信側は「ウエルカム」。

笑顔で楽しそうに話しかけると、頑なな相手の気持ちを溶かし笑顔にさせます。

これは「ミラーニューロン」が関わっているとも言われます。ミラーニューロンとは、他人の行動を、まるで自身が同じ活動をしているかのように〝鏡〟のような活動を促す神経細胞のことを言います。あくびがうつるのと一緒です。

笑顔でいる人のまわりには自然と人が集まり笑顔になる。その場は明るい雰囲気になりますよね。笑顔の伝搬力です。笑顔はまさに、人間関係、コミュニケーションの潤滑油なのです。医療従事者が笑顔で失語症者に話しかけることには大きな意味があります。不安定な精神状態の失語症者を明るい気持ちに導く一番簡単な方法と言えるでしょう。

そもそも笑顔とは、どのような顔を言うのでしょうか。

口角が上がっている

眉間にシワが寄らない

逆を言えば、口角が下がり眉間にシワが寄った顔は暗い怒った印象を与えます。こんな顔で話しかけられたら、ますます暗い気持ちになります。もちろん、バッドニュースや深刻な告知をしなければならない場に笑顔はそぐいません。通常の会話として失語症者に接する時には笑顔で接することに大きな意味があるのは、ミラーニューロン効果が期待されるからです。

失語症本人に笑顔が伝搬するとどんな効果をもたらすのでしょうか。

人間は笑うと、自律神経である副交感神経を活発にし、呼吸や脈拍が穏やかになることがカンザス大学のタラ・クラフト教授らの研究により報告されています。

また、笑うことにより、幸福ホルモンと呼ばれるエンドルフィンが体内に分泌されストレスや不安を解消し、脳の血流量が増加することで集中力が高まると言われています。

リラックスした状態で良質の集中力を獲得し、声に安定感がもたらされるのは言うまでもありません。笑いながら会話をすることは言語のリハビリに大きく役立つと思われます。私自身、友人達との会話には大変な集中力を伴うので楽しい反面大変疲れました。そのくらい脳に負荷がかかっていることはわかりました。もちろん、言語のリハビリにおいて良質な負荷です。

特筆すべきは、笑っている時発生する脳波α波は笑顔によって意識的に作り出すことができるということです。つまり、笑顔を作るために顔の筋肉を刺激することで、脳が笑っている→楽しいと認識してこのα波が発生するのです。

独オットー・フォン・ゲーリケ・マグデブルグ大学のミュンテ博士は、論文の中で次にように述べています。「箸を横にくわえて笑顔に似た表情筋の使い方をした人と、縦にくわえてしかめっ面をした表情の人を比較すると、箸を横にくわえた人のドーパミン系の神経活動に変化が生じた」

ドーパミンは脳内の「快楽」に関係した神経伝達物質です。私達の脳には楽しいから笑顔になる神経回路の他に、笑顔を作ることで楽しい感情が生まれるという神経回路があるがわかります。意識的に笑顔を作る練習をすることで、明るい声のトーンを引き出すことができ、**笑顔で明るい声で話しかけることにより、失語症者の負の感情を少しでも断ち切る手助けをすることができる**でしょう。

33 患者の意志と医療的見地のギャップを埋めるコミュニケーション

患者の感情

日常生活にも不都合のない程度に回復してるつもりだったのに……

どうしてこんなにドキドキするんだろう。原因不明の激しい動悸は、小学生時代のある秋の日を思い出させました。私はかけっこが大の大の苦手だったのです。運動会の徒競走、前列の人達が、「よ～い、ドン」の笛に合わせて、次々にスタートを切り、私の順番がどんどん近づいてくるにつれ心臓が大きく波打ち、そのドクンドクンという音は校庭中に響き渡りそうでした。できることなら、反対方向へ逃げ出したい。そう思ったあの日がよみがえりました。運動会の日と違うのは、ドクンドクンの原因が思い当たらないこと。毎朝、毎夕、ナースステーションで測る脈拍も一一〇～一三〇ありました。

そこで、循環器科も受診することになったのです。二四時間、心電図をとる機械が私の身体にくっついていて、それで心拍数などがデータになって記録されます。私も自分で、食事、排便、睡眠の時間を用紙に書いていて、この二つのデータを突き合わせ、心臓に異常がないか調べるというものでした。

午後、先生が貸してくれた、川柳のプリントを音読。川柳のように五・七・五の節のあるものは音読しやすく、日本語らしい節を味わいながら声に出して読むことに集中しました。とにかく毎日、読みやすいものを声に出してみることを欠かさない、そんな毎日を送っていました。

ある朝、回診に来た担当医に、「いつ退院できるんですか？」と聞いてみました。

「うーん……。漢字は読めるようになりましたか？　私の言っていることは理解できますか？　あせらないで、もう少しリハビリを続けられてはどうですか？」

私は点滴もとれたし、毎日、音読もしている。日常会話にも不都合のない程度に回復しているつもりでした。なのに……。やはり、先生から見たらまだまだとても脳の状態も失語の程度もよろしくないものだったのでしょうか。思わず泣きたくなりました。そんな気持ちを察してか、先生は「**MRIを今週中に指示しておきましょうか。その結果を見てみましょう**」と、優しく言いました。そのおかげで、涙はひっこみました。

私は、自分の様子を客観的に考えてみました。話すスピードはゆっくりで、時々言葉が見つからなくて詰まってしまう。他の人から誤解を受けやすい状況だろうなと思う。「知能は大丈夫なの？」という目で見る人もいるに違いありません。それで自分の殻に閉じこもってしまう患者も少なくないと想像することはたやすいことでした。

私はかろうじて殻に閉じこもることはありませんでした。友人とおしゃべりすることをやめなかったからだと思います。多少おかしなことを言ってしまったとしても、恥ずかしいという気持ちより、おしゃべりをしたいという気持ちの方が上回っていました。とはいえ、平静を装いながら、ひと言ひと言を意識してしゃべることには、かなりの集中力が必要で、友人達が帰った後は、笑い疲れ、気疲れで、疲労困憊でした。それでも、たくさん笑うこと、言葉の記憶をたぐり寄せながら話をすることが、結果的にリハビリの大きな助けになったような気がします。

ただし、入院直前まで担当していたテレビ番組の担当者と接することだけは、まだできませんでした。直接の仕事関係者に、〝話すことのできない沼尾ひろ子〟を見せるわけにはいかなかったからです。そう、私は、自分で少しずつ前に向かって歩いているつもりでしたが、結局、まだ、目の前に立ちふさがる大きな岩の前で右往左往しているだけでした。

コミュニケーションテクニック

テイクアンドリード。受け止めて提案しましょう

ピッチャーのボールをしっかりキャッチしたら、すぐに投げ返さず一塁に投げてみましょう。

早く退院したいと多くの入院患者は思うでしょう。その思いが強ければ強いほど、自分の状態を過大評価しがちで「こんなに良くなったんですよ」と訴えます。本来、「できる」「大丈夫」ポイントの加算意識は歓迎されるべきものです。できないことを数えて不安とずっと友達でいるより、ある意味自分に、意識による「できる暗示」をかけた方が、結果そのように行動したり、楽天的な性格がストレスを抱えないことにつながり、リハビリにもプレッシャーをかけません。

退院したいという前向きな気持ちを断ち切ることはしてはなりませんが、さまざまな状態から即座にＯＫの判断を下せないと思ったなら、**患者の訴えをすぐに打ち返すのではなく、一度、その気持ち＝感情をしっかり受け止めてください。次に、一度そのボールを違う方向へ投げてみます。**すぐにピッチャーに返球するのではなく、一度ファーストへボールを投球します。「ＭＲＩを今週中に指示しておきましょうか」がまさにそれです。今すぐＯＫのボールは

返ってこなくても、否定をされたわけではない、それどころか、自分の訴えに応えてくれたことに患者は満足します。ＭＲＩの結果がＯＫならもちろん嬉しいですし、ＮＧだったとしても、納得をするでしょう。

このテイクアンドリード＝**受け止めて緩和する**コミュニケーションテクニックはさまざまな場面で使えます。大事なことは患者の感情、訴えを一度しっかり受け止めること。その上で、提案すること。患者と医療従事者は同じ目的に向かった対等のパートナーであることを忘れてはなりません。

34 病因を説明するコミュニケーション

患者の感情

身体のためにと服用していた薬が、逆に大きな病気を引き起こしてしまったなんて……

午後、看護師さんが、「先生がお話があるそうなので、病室で待っていてくださいね」と伝えにきました。やがて、先生が現れました。

「お話というのは、脳梗塞の発症の原因についてなんです。確定はできないですが。確かホルモン剤を服用されていましたよね」

かつて私は月経前症候群に悩まされていました。生理が始まる二週間ぐらい前から、体調が悪くなり、精神的にもひどく落ち込みましだ。婦人科のクリニックで、「これを服用してみては」と処方されたのが低用量ピル。この薬を飲み始めてからは、身体が楽になり、気持ちがひどく落ち込むことも減ったので、五年間ほど服用していたのでした。

「実は、それも原因の一つではないかと」

先生の説明によると、ピルの服用で脳の血管に血栓ができて脳梗塞を引き起こすケースがまれにあるのだということでした。ただ、低用量のピルを飲んでいるだけで、脳梗塞になるとは考えにくいけれど、と首を傾げ、先生はさらに続けました。

「正直申し上げて、これが原因ですとは言い切れないのです。でも、疑いがある以上、もう服用はやめた方がいいと思います」

身体のためにと服用していた薬が、逆に大きな病気を引き起こしてしまった可能性があることに私は愕然としました。

一般的に、脳梗塞を起こす要因としては、高血圧、肥満、喫煙、飲酒などがあげられます。でも、私は、これらすべてと無縁でした。水を飲む習慣がないことと、低用量ピル。この二つが重なって、脳梗塞という大変な病を招いてしまったのでしょうか。

先生が出ていった後、私は自分の身体に申し訳なくて、ごめんね、ごめんねと何度もつぶやきました。もっと自分の身体に注意を払い、いたわっていれば、こんなことにならなかったのに。

数日後、循環器科の検査によって心臓には何の異常もないことがわかりました。激しい動悸は病気によるストレスで、不安を抱えた入院患者に見られる症状なのだそうです。身体はなんて正直にいろいろなものに反応するのでしょう。普段から身体の声に耳を澄ませていれば、多くの病は防げるのかもしれません。

コミュニケーションテクニック

フラットポジションで情報を提供しよう

もし、「ピルの服用をやめなさい」と命令形で言われたら、その命令に従わなければならない屈服感を味わい、しかたなくそれに従う、つまり、他者主体の行動変容となります。さらに、それはただの他者ではなく、そこにパワーバランスが存在することになります。本当は、ずっと服用したいのに権威者である医師がそう言ったから、と行動の責任転嫁をします。これが何を引き起こすかというと、繰り返す可能性を残すことになるのです。「私は服用をやめたくなかった。でも、医師がそう言ったからあの時はやめたけど、低容量ピルは私の生活によりよい効果ももたらせていたことも事実。やはり、服用を再開しよう」と。この意識構造がパワーバランスコミュニケーションの最大の欠点なのです。意志決定は本人でなければなりません。そのためには、医療従事者は、**患者が意志決定するための情報を明確に伝える**ことが重要です。病因の確定は絶対ではないが、大いなる疑いがある。疑いがある以上、私（医療従事者）はやめた方がいいと思う。「私はこう思いますがあなたはどう思いますか？」。この問いかけは、フラットポジションだからこそ有効です。情報の提供によって、患者は自分の意志で決定することができます。生き方の選択の主体者たるが患者本人でならば、「私はこうします」と、その決定に責任を持った行動変容を可能にします。

35 失語症者に仕事復帰の可能性を伝えるコミュニケーション

患者の感情

仕事のことを考えれば考えるほど苦しい

夜。自問自答していました。言葉に対する知識と自信で、スタッフのみんなが頑張って作りあげたＶＴＲを絶対に放送にのせる、だから安心して任せて！　という思いで、ずっと仕事に臨んできました。だからこそ、どれだけ番組スタッフに迷惑をかけているかと思うと、自分の状況がもどかしくてたまらず、すぐに、あのドタバタの現場に戻って、「大丈夫よ。任せて！」と言ってあげたい。でも、一〇〇％の力で復帰できる日が、いつ来るのかわからない。いえ、一〇〇％はもう無理なのかもしれない。どんなにマイクの前で話すことの喜びをもう一度味わいたいと思っても、以前の一〇〇％の力が出せないのだとしたら、軽々しく「復帰」を口にすることはできない。「早く戻ってきて欲しい」と言うスタッフの思いに応えることはできない。

仕事のことを考えれば考えるほど苦しくて、考えることを強制終了するのですが、夜の闇は安らかには眠らせてくれませんでした。あっという間に不安の渦に飲み込まれて、息ができないほど苦しくなり、苦しみは終わることのない無限ループでした。私はどこに向かっていくのでしょうか。一筋の光さえ射しこまない暗闇は深淵で、手を伸ばしても伸ばしても壁に触れることのない恐ろしい闇でした。私は闇に飲み込まれていつか何の感情もない石になってしまうようでした。

永遠に続くかと思われた夜が明け、ベッドから降り、カーテンを開けました。するとそこには、久しぶりの青空が広がっていました。朝日は変わらずまぶしくて、私は思わず目を細めました。そうか、変わらなきゃいけないのは私なのだ、間違いなく。具体的なことは何一つ思いつきませんでしたが、その日の朝日は何かを気づかせてくれたように思います。

数日後、病院で雑誌をパラパラめくっていると、突然、先生が入ってきました。

「どうですか？　だいぶ調子もよさそうですね。病院でのリハビリはもういいかもしれませんね」

突然の言葉に、ちょっとポカンとしてしまいました。これは、私のこれまでのリハビリに「よくできました」のはなまるをもらえた、ということ？「もう言葉は問題なし」って言っているの？　だとしたら、最高にグッドなニュースに違いありません。

「日常生活には、ほとんど支障はないでしょう。ただ、沼尾さんのお仕事は特別だからなあ。生放送もあるんでしたよね。正直申し上げて、以前と同じことを同じ状態で行うのは難しいかもしれません。**もし、仕事復帰をお考えなら、七割の力でできるようなものを選んではいかがですか**」

これはグッドニュースなのか、バッドニュースなのか。なんとも判断しかねましたが、少なくとも、仕事復帰が絶対無理だと決定の判を押されたわけではなかったことが、私に新たな選択の道を与えてくれたのでした。

コミュニケーションテクニック

残存する能力を最大限に生かす考え方を伝えましょう

失語症の方の仕事復帰に関して、医療従事者の助言はとても慎重でなければなりません。なぜなら、生き方の選択をするのは失語症者本人だからです。決定づけるいくつかの選択肢を示すことができるのが医療従事者と言っていいでしょう。それは、それまでの知識やデータ、蓄積された経験から得た真実を伝える役割を担った者と言い換えられると思います。一〇〇%元に戻るのは難しいとは、脳の障害を受けた部分が存在しうる限り、それは一〇〇%ではないと同義語になります。現在の医学では「脳細胞は生き返らない」も真実。脳の障害を受けていない新たな神経回路を開通させるためのリハビリによってどの程度、一〇〇%に近づけるか、どのくらいの時間がそれに必要か、それらを総合して失語症者本人の意識とワークライフバランスとも関わってきます。

「ワーク」が社会的存在という意味で失語症者の価値観を大きく締めていたとしたら、「日常生活に支障はない」と「以前と同じ仕事を同じ状態で行うのは難しい」は対局にある助言になります。しかし、それはあくまで、医療従事者がそれまで蓄積した知識の中からとして、言っていい、というより伝えなければならないことです。それは、失語症者自身が決めるこれからの生き方の有益な情報となるからです。「ライフ」に価値観をシフトする選択肢も提示されたわけです。

とても大事なのは、医療従事者が「仕事は無理」と断定しないこと。失語症者が仕事を大切に考えていることをしつかり受け止め、**就労するにあたっては、という前置きの元、残存する能力の生かし方を伝えることが、医療従事者にしかできない希望という投与**なのです。そのうえで、どう生きるか決めるのは失語症者本人です。

36 退院後の注意を伝えるコミュニケーション

患者の感情

自分では充分に元気な身体に戻ったつもり

ようやく、気持ちが一つの方向に固まりつつありました。一〇〇％できない仕事には、戻らないという方向に。「ナレーターだけがすべてじゃないよ」という言葉が胸の中でリフレインしていました。

目の前の目的は退院でしたが、先生は、なかなか退院にゴーサインを出してくれませんでした。自分では充分に元気な身体に戻ったつもりでしたが、「まだ脳の腫れが引いていない」というのが理由でした。それでも、毎日のように退院をせがむ私に、とうとう根負けしたのでしょう。ついに、七月の末「本当は最低でもあと一ヶ月、入院していた方が安心なんですけどね」と言いながら、退院することを許可してくれました。実家でも充分に静養するという条件つきで。

退院の前々日、担当の脳外科の先生がＭＲＩの画像写真を持って病室に入ってきました。

「これが沼尾さんの脳梗塞巣です」

テーブルに広げられた写真を見て、私はびっくりしました。脳の左側にミカンほどの大きさの楕円形で白い固まりが、ドーンと居座っていたからです。

「これが？　うわっ、すごく大きい」

この固まりが一瞬にして、私の気持ちを伝える手段を奪ったのだと思い身震いしました。脳梗塞の跡が完全に消えることはないと説明を受け、この白いハンコは身体を慈しむことを忘れるな、という実印のような気がしました。一度死んでしまった脳細胞は、もう生き返らないのですから。他の元気な脳細胞が、どれぐらい機能をカバーしてくれるかはリハビリにもかかっています。

一般的にリハビリは早ければ早いほどいいと言います。はからずも私は、危機を脱した後、すぐに頭に浮かんだ人の名前をノートに書きとめたり、ひらがなだけの絵本を読んだり。とくに意識することなく、リハビリをスタートさせていました。

「そのおかげもあって、こんなに早く言葉が回復したんですね」

と先生は言いました。

退院後に気をつけることを尋ねると「水をたくさん飲むこと」「車の運転は半年ぐらいは控えること」と言われました。車の運転は、瞬時の判断力が絶対不可欠。道路標識を見落としたりすると大事故にもつながり、日常生活に充分に慣れるまで運転はしない方がいいということでした。

また、日常生活全般に慣れる、ということが大事なのだと先生は教えてくれました。死んでしまった脳細胞に刻まれていた言葉や記憶を、生活に慣れることで、今度は生きている脳細胞に教えこませるという説明に納得しました。

「**くれぐれも無理をしないで、のんびり過ごしてください**」

そう言って先生は話を締めくくりました。

結局、最初に脳神経クリニックで見つかった頭の右側の白豆クンは、何の悪さもしていなかったことになります。私は激しい頭痛を訴え、この白豆クンがＣＴに写ったため、より詳しい検査ということで、この病院に入院となりました。そして、病院の中で脳梗塞を起こしたため、最速の処置ができたのです。つまり、この小さな白豆クンが私の命を救ってくれたのでした。

明日が退院という日、たくさんの方がお見舞いに訪れました。テレビ関係者の来訪が重なり、病室はワイワイ賑やかでした。そこに担当医がやってきました。ドアを開けて、一瞬、「おっ」と驚いた表情をしながらも、「ずいぶん賑やかですね。退院よかったですね。でも、**退院してから無理をしちゃいけませんよ**」と、笑顔で釘をさしました。

さらに、

「入院していると一週間で一五％ずつ体力が落ちてしまうんです。沼尾さんも、かなり体力が落ちていると思いますよ。ご実家では、**あせらず、ゆっくり過ごしてくださいね**」

と言ったので、全員で「はーい！」と返事をして、病室は笑いの渦に包まれました。

笑い疲れた私は、みんなが帰った後すぐにベッドにもぐりこみました。ウトウトしていると、以前、ずいぶんお世話になった番組のプロデューサーが、駆け込みでお見舞いにやってきました。やはり、お世話になった別の方からのお心遣いも携えて。

たくさんの人と、たくさん笑った一日。みんなの「退院おめでとう」の言葉に包まれた時間を退院前に持てたことに、感謝の思いでいっぱいでした。その夜は、ぐっすり眠りました。この部屋で一番よく眠れた夜でした。

コミュニケーションテクニック

ソフトブレーキでエール

退院に際して、担当医は再三「くれぐれも無理をしないで、のんびり過ごしてください」「退院してから無理をしちゃいけませんよ」「あせらず、ゆっくり過ごしてくださいね」と私に忠告しました。くどいくらい何度もそう言ったのは、私の前向きすぎるほど明るい様子に、その後訪れるであろう日常生活での困難でどれほど精神的にダメージを受けるかわかっていたからだと、後になってよくわかりました。先のことはわかりませんが、まずは退院という目標を定め、それが実現することになった時、次は何を目標にするのか、その目標が実現可能領域にどれほど近づいているのか、多くの試練が待ち受けていること、今、アクセル全開になると、持続困難になること、それらすべてを知っているからこそ、「あせらず、のんびり」と言ってくれたのでしょう。罹患前なら、どうしてブレーキを踏むようなことを言うのだろうと不快に感じたに違いありません。でも、この日を迎えた失語症者にとっては、すべてを理解してかけてくれたこの言葉は、なにものにも代えがたいエールです。

37 錯語の時のコミュニケーション

患者の感情

私は、日常会話さえ普通にあやつれないの？

退院後、田舎で生活し始めて四日目。生活のリズムができあがってきました。朝五時に目が覚めて、ゆっくりお茶を飲み、その後、愛犬と散歩に出かけることが日課となりました。そして、「三度の食事」をおいしくきちんといただくこと。これが健康な身体づくりの基本だと確信する私がいました。

ある日の夕方、畑で採ったばかりのキュウリがザルにのせられていたので、塩もみをしてシソと和えようと思いつきました。そこで、キュウリを手渡してもらおうと声をかけました。ところが口をついて出たのは、「そこのトマトをとって」という言葉。キュウリをトマト？　私は何を言っているんでしょう。自分でも驚きました。

また別の日、買い物をするために車に乗っていました。窓から、見覚えのある大きな病院が見えた時、私が思わず発した言葉は、「ねえ、このホテル、前に来たことあるね」

目で見て理解しているのに、無意識のうちに同じカテゴリでも全く違う言葉を口にしてしまうのでした。この症状は一体何なんだろう。夜、不安に襲われたせいで、久しぶりに動悸が激しくなりました。ドキドキする胸の鼓動を聞きながら、私は日常会話さえ普通にあやつれないのか、と愕然としてしまいました。

そして、「やはり仕事を再開するなんて私には無理なんだ」という思いが強くなりました。

コミュニケーションテクニック

間違いの指摘はフラットな気持ちで

周囲の人は、失語症者が間違った名称を言っている時、その場で教えてあげて欲しいです。その時、頭ごなしに間違っていると言うのではなく、会話の中で言い直してあげると本人が傷つかずに、間違いを理解することができます。その場合、二通りあります。

一つは本人が間違いに気づいて、動揺している様子が覗える時。その時は、会話のキャッチボールを復唱の形で行い、復唱する時に正しい名称で返します。そうすると、会話の流れなので本人は恥ずかしい思いをしないですみます。これは、対面上の心理状態のサポートです。

もう一つは、本人が間違いに気づき、「変なこと言っちゃった！」と錯語を受容している時。この場合は、同調して笑うことは控えた方がいいように思います。

受容と、他人に笑われることはまた別の問題です。なるべくフラットな気持ちで接することが、失語症者には有り難いです。

本人が間違いに気づいていない時は、間違った名称を言っていることを教えてあげてください。ただし、間違いの指摘の仕方に注意しましょう。

「今、トマトって言っていたけど、これ、キュウリのことね」と、その物体をもう一度見せてニコっと笑顔。本人に違ったことを言っている自覚がないので、何度でもさりげなく指摘して、正しい名称をすり込みさせます。大事なのは、**頭ごなしに、違う！　と言ったり、むやみに笑ったりしないこと。失語症者の自尊心を傷つけたりしないように**心がけてください。

38 言葉がなくても伝わるコミュニケーション

患者の感情　生きていてもひとりぼっち

失語症はただ単に言葉が出なくてしゃべれなくなることではありません。弊書を読み、コミュニケーション障害であることを理解できたかと思います。でも、みなさんには、もう少し知ってもらいたいことがあります。それは、言葉は私達人間にとって「生きる」ことと切っても切り離せないものであるということです。

生を受けた瞬間、取り巻く世界はぼんやりとしたもの、事象でしかありません。あたたかく抱きしめおっぱいを含ませてくれる人、また、その他の情報をプラスして認識した人を、他の人と差別化して「ママ」「おかあさん」と口にした時、自分にとっての「あたたかく抱きしめおっぱいを含ませてくれる人」そのものと意味、さらに、「ママ」という音韻とマッチングして、「あたたかく抱きしめおっぱいを含ませてくれる人」とその他の人が言葉で分けられたのです。

そのようにして、取り巻くすべての事象に名称が与えられ、その共通の言葉によって、意志の伝達を可能にしてきました。人間が、ただ呼吸をし種の保存のためだけに生きているのだとしたら、そこには言葉はいりません。ミミズと一緒です。

人間として生を受け存在するためには、言葉はなくてはならないものということがおわかりいただけるでしょう。その人間たらしめる、人間としての存在価値そのものを支えているのが言葉です。その言葉を突然見失ってしまったら、生きていてもひとりぼっちです。

言葉が音としてしか認識されないということは、何を言っているのかわからないということ。胸の中に伝えたいはっきりした感情があるのに、伝える言葉が見つからない。文字は、並んでいる文字デザインでしかない。書こうとした文章は、意味不明の並び方。どうでしょう。ある日突然、コミュニケーションがとれなくなってしまったら？「つらい」「不安」「困った」「悲しい」「死んでしまいたい」それらの感情を伝えることもできないのです。

蓄積された知識や情報はそのまま残っていることがほとんどです。その知識や情報がどこにしまってあったのか、それはなんという言葉で表現するのか、情報処理ルートが障害を受けたため、言葉が見失われた状態です。

周囲の人は認知症や知識レベルの低下と判断しがちですし、実は本人も、自分の知力を疑い、自分自身を信じられないことに思い悩むことが多いのですが、あくまで、言葉全般の伝達処理の問題です。

周囲から「知力に障害のある人」と思われていることは、言葉のかけ方で感じます。幼子に接するように自分に話しかけていることは、その言葉の独特の甘いトーンやゆったり感、やたら大きいはっきりした話し方で鮮明にわかるのです。

また、失語症は運動機能の障害と合わせて後遺症として残ることが多いです。運動機能に障害は残らず失語症だけ負った場合、見た目は健常者と一緒です。そのため、声をかけた時の受け答えの反応を、愚鈍と感じる人もいます。失語症者は、愚鈍な人間に対して苛立ちを隠せない様子で接してくる相手の様子も敏感に感じ取っています。実際に、本人にはわからないだろうと思った会話の相手から「コイツ、使えねえ～」と言われたり、舌打ちされたりした経験を、多くの失語症者が話しています。そのような経験が積み重なると、誰に対しても「自分のことを愚鈍と思っているに違いない」と思い込み、誰とも話したくなくなってしまうのです。

幼児言葉で話しかけられる体験は失語症者をさらに苦しめます。特に働き世代は仕事の現場で実績を積み重ねてトップであったり指揮を執るポジションに就いていたり、さらに部下を指導する責務を負っていたりします。心理的打撃は押して図るべし。惨めで情けなくて、どれだけ自分が周囲とかけ離れてしまったか、思い知らされるのです。

耳から入ってくる情報を脳内の記憶や言葉とマッチングさせるまでに時間がかかるので、センテンスごとに話してくれれば、ちゃんと理解が追いつくことを説明する言葉自体がどこかへ行ってしまい、家族とも友人とも仕事仲間とも、コミュニケーションがとれない。そうして、社会から孤立してしまいます。

本人が失語症を受け入れて、「生きる」ための選択をし行動できるようになるまでには、多くの心理的葛藤の変遷があります。怒り、悲しみ、不安、絶望……。

その心の葛藤を適切な言葉に変換できないこと、伝えられないことが孤独をさらに助長します。自分で自分の感情を漠然とした闇のかたまりとしてしか表せない。それはとても苦しいことです。感情を受け入れて整理し、前進するための術がないことこそ、人間の最大の武器を無くしてしまったことであり、あまりにも無防備な丸裸でほっぽり出されてしまった状態がどれだけ残酷なことかおわかりいただけると思います。

そして、自分の感情を言語化できないうえに、自分以外の人と共有する術がない二重の困難。これこそ、失語症者が人間の尊厳を無くしてしまうほどの大きな痛手を負っている理由です。

あってあたりまえだった言葉が、人間にとってどれだけなくてはならないものか、人間としての尊厳、自分の存在価値を支えるのは言葉であるということに、私たちは失ってみて初めて気づかされます。

表情・態度・温もり、孤独でないことを伝えましょう

医療従事者が失語症者と関わる時、この心理的葛藤の変遷において常に寄り添う姿勢を忘れないでいただきたいです。寄り添うとは、孤独ではないことを伝えることです。

では、言葉の理解が困難な失語症者にどうやって孤独でないことを伝えたらいいのでしょうか。とても重要なことです。究極、私達人間は、言葉でなくても思いを伝えることができます。まず、**医療従事者自身が、失語症者が何を思い伝えたいのか知りたい、わかりたいという強い気持ちを持つ**こと。そして、失語症者の気持ちを汲み取るために、顔を見てその表情をしっかり受け止めてください。不安や怒りを受け止め、「あなたと全く同じ苦しみを理解することはできないけれど、**あなたの気持ちをわかってあげたいと思う**」＝**共感していることを、しっかり顔を見て今度は自分の表情で伝えるのです。手を握ったり、背中をさすったり、温もりで伝えて**ください。

最も大事なことは、言葉でなくても自分の気持ち、感情を伝えることができる、伝わる事実なのです。これこそが、孤独にならない、人間としての尊厳を保てるコミュニケーションの根幹です。

さらに、言わんとしていることを言葉に置き換えるお手伝いをしてください。今、伝えようとしていることはこういうことですか？　とそれまでの関わりの中で得た患者の思考データなどをベースに言語化して示していきます。この時、絵に描いてみたり、簡単な文字のリストで示したり、ジェスチャーなどもいいと思います。

生き方に関わる心の機微などに関しては、言葉の誘導をしてみてもよいのですが、その時注意しなければいけないのは、思い込み誘導を絶対しないこと。思い込みによるかけ離れた言葉の提示は、失語症者をさらに苦しめてしまいます。そんなふうに思っているのではない、でも、そのことを説明できない苛立ちが怒りとなって増幅してしまう危険があります。

真の自立へ向けて

失語症者の不安は大きく二つに分けられます。そして、それは二つの自立なくして解決できません。一つは、自分自身の尊厳に関わるこれからの「生き方」について。これには精神的自立が不可欠です。もう一つは収入源について。こちらは経済的自立なくして解決できません。精神的自立と経済的自立、この両輪がそろって初めて失語症者は前を向いて自分らしく生きていくことができます。

ここからは、精神的自立と経済的自立について、医療従事者、周囲の人、社会の取り組みに目を向けて、コミュニケーションの視点からお話しします。

精神的自立へのコミュニケーション

患者の感情

これからどうやって生きていけばいいのか……

失語症者が社会とどのように接点を持ち、関わっていくか、それは自分の意志で決定しなければなりません。職場に復帰したいのか、職種にこだわらないのか、仕事をしないのか、さまざまな選択肢の中からどれを選択するか、失語症者本人が選択せず周囲の人が意見を押しつけると、今後の人生をずっと言い訳しながら生きていくことになります。誰々がこう言ったから、と、できない理由を他者にすり替え自分の人生から逃げてしまうのです。あくまで選択するのは失語症者本人であることが精神的自立には欠かせません。

では、医療従事者、周囲の人はどのように関わればいいのでしょうか。関わり方はいろいろあるのですが、その中で代表的なコミュニケーションサポートを三つご紹介します。

コミュニケーションテクニック①

押し型コミュニケーション「〜してみては?」

一つめは、固執を解くこと。どうしても同じ職場に戻りたいと思うのは当然です。それが専門職であればあるほど、思い入れは強いものです。プロフェッショナルな分野で活躍してきた人が葛藤するのは、好きだけでは請け負えないことをよくわかっているからです。

病前のパフォーマンスができるかできないか、線を引くのは自分。その仕事にもう一度、戻れるのか戻れないのかの二者択一で苦悩が続きます。戻りたいのか戻りたくないのか、という自分の意志の選択ではなく、状況判断での選択はとても難しいことです。自分で可能性を否定しなければならないからです。選択肢は二つしかないのにこの葛藤に出口はなかなか見つかりません。

そこで、**選択肢を三つにするアドバイス**をしてみましょう。〇〇しかできない、のではなく、**「〇〇ができるかもしれない、〇〇ならできる、と自分の可能性を視野を広げて探してみては? と、問いかけ**てみます。思いもしなかったことに、最初は完全否定するかもしれません。でも、時間がたって、気持ちが落ち着いてくると、別の道を歩む選択肢もあることに気がつきます。

何かに固執すると視野は非常にせまくなりますが、視野を広げてみると、あっ、こんなこともできそうだな、と新たな可能性を見いだすきっかけになります。このコミュニケーションスキルは「押し型アドバイス」ですが、押しつけにならないように注意してください。

あくまで、選択するのは失語症者本人です。

コミュニケーションテクニック②
引き型コミュニケーション　何も言わない

二つめは、ひき型コミュニケーションです。何も言わず、ただ寄り添います。本人から何か相談されない限り、積極的にアドバイスや質問はしません。ただし、放っておくのではなく、常に寄り添っていること。物理的にも失語症者をなるべく一人にさせない状況を作ることは、周囲の人にとって負担が大きいので、そこはマストではありません。できれば、食事の時間を共に過ごすようにするといいと思います。日常が普通にそこにあることを最も実感できる時間だからです。食事が美味しいと感じられるようになるには時間がかかるかもしれませんが、小さな喜びの積み重ねを日常生活の中で積み重ねていくことは精神的に安定する時間が増えていくことにつながります。**失語症者にとって何も言わないでいてくれることも有り難い**ことであるのです。

コミュニケーションテクニック③

魔法の言葉「大丈夫」

三つめは、「魔法の言葉」です。「大丈夫」。この言葉の意味は、①あぶなげがなく安心できるさま。強くてしっかりしているさま。②間違いがなくて確かなさま。(デジタル大辞林)

不安でおしつぶされそうになった時でも、「大丈夫」と言われると、大丈夫のような気がしてきます。根拠の提示がなくてもいいのです。これは言葉による暗示で、まず失語症者の精神状態をマイナスからフラットにもっていくのに役立ちます。次第にフラットな精神状態が多くなってくると、選択もマイナス視点からではなく、プラスの視点でできるようになっていきます。ただし、一〇一ページで紹介したように、具体的な目標や悩みに対しては、一人ひとり到達点が違うので用い方に注意が必要です。深い信頼関係が築けていることを前提に「魔法の言葉」は威力を発揮します。

ご紹介した三つのコミュニケーションテクニックは、バランス良く失語症者にアプローチすることが大切です。どれか一つだけに絞ると、偏ったアプローチになり、修復するのに遠回りすることになります。

経済的自立へのコミュニケーション

患者の感情

まわりの理解がないから苦しい

経済的自立に関しては、失語症者本人の働くことへの意識改革が大きな鍵を握ります。失語症者が周囲の目が気にならないはずがないことをまずは知ってください。変な人と思われていないだろうか、仕事ができないダメなヤツと思われないだろうか、単純作業しかない部署に異動させられてかわいそうな人と思われているだろうか、などなど。これ以上ないというくらい心に痛手を負っている上に、人からどう思われるかを考えただけで、臆病になってしまうことは想像に難くありません。なんとか、職場復帰できたとしても、自分が以前と変わらないことをアピールしようとして無理がたたり、身体をこわしてしまった方や、できないことを隠して復職し、以前と同じスキルを疑わない会社の信頼を失ってしまった方、失語症を知られたくなくて職場の人達に説明しないことで自分を追い詰め性格が変わってしまったと思われる方。せっかく就職できても、こういった理由から離職してしまうケースは少なくないと聞きます。また、今の能力でできる仕事を斡旋しても、こんな仕事はしたくない、と自分から道を閉ざしてしまう方も多いようです。

でも、収入を得ることは自立に不可欠です。息をするだけではなく、生きがいをもって生きるために、残存する能力を生かして仕事をし、自信をもってその対価を得て欲しいと心から思います。

コミュニケーションテクニック

「新しい自分」になって「新しい人生」を！と伝えましょう

失語症者の仕事復帰、就業に関しては、外部要素はもちろんですが、本人の「今までと同じ意識」を捨てさせないことにはとても困難です。「新しい自分」、「新しい人生のスタート」と意識を変えること、自分自身の古い殻を破ることがとても大切です。

職場復帰した人の成功例は、**自分から率先して、失語症の状態を周囲の仲間に説明**したことがあげれらます。この時の重要ポイントは、運動機能の麻痺がない失語症者の場合、外見は全く健常者と変わらないため、そうではないことを丁寧に伝えることです。たとえば、「一見普通に話しているように見えるけれど、実は、一度にたくさんのことを言われると、理解しにくい」とか、「数字の認識が難しいので、メモも一緒に渡してもらえると、時間や発注数に間違いがなくなる」とか、「自分が話す時、大変な労力を使うので疲れやすい」と何度でも伝えるのです。

実は、周囲の人も失語症がどういう症状なのかわからず、どう接したらいいか困っていることを教えてあげてください。**失語症者が自分から率先して、周囲にできること、できないことを伝えることで、コミュニケーションの障壁が取り除かれ、自分から居心地のいい環境を作る**ことができます。また、**今までと違った仕事へも、新しい自分としてまずはチャレンジしてみる**ことを伝えてください。「〇〇しかできないから、こんな仕事しかないのか」ではなく、「〇〇ができるから、この仕事をしてみよう」と意識を変えてみることをぜひ伝えてください。

経済的自立へのヘルスコミュニケーション

経済的自立に関しては、社会のシステムそのものへの働きかけも最重要課題です。

ここでは、パーソナルなコミュニケーションではなく、多数へのコミュニケーション、ヘルスプロモーションとしてのコミュニケーションをご紹介します。

雇用と就業のコミュニケーション教育、医療費問題、言語リハビリテーションシステムの構築、ヘルスコミュニケーション、それらすべてには情報発信コミュニケーションが必要です。この本では詳しく書きませんが、全国で五〇万人とも言われている失語症者の経済的不安と、国の経済的損出を見逃すことはできません。

私達は、誰も平等に人間の尊厳をもって生きる権利があります。働いて収入を得ることは、自立の証であり、尊厳の確立でもあるのです。もちろん、重度の失語症者や高齢者の方、すべてに就業を促しているのではありません。働き世代の働く意欲がある方が就業できる仕組みは喫緊の課題としての対策が必要に思います。

就業に関しては、失語症者を雇用すると言ってもどんなことができるのか、どんなサポートが必要なのか、そもそも、失語症とはどういうものなのか、企業のみならず、一般社会においてほとんど理解されていない現状があります。

これには明確な理由があります。失語症者本人が、言葉で失語症を伝えることが困難だからです。

失語症がほとんど認知されていないのは、フォーラムやセミナーでも医療に関わる方のものがほとんどで、当事者の声は届きにくいことを納得いただけると思います。まず必要なのは、すべての人に失語症を知ってもらうこと、失語症を正しく理解してもらう、失語症プロモーションの展開です。情報の拡散はヘルスコミュニケーションの手法で地道に周知させていくことが大切でしょう。

そのアクションプランを実行したうえで、さらに二つの課題を提案します。一つは要介護認定に関してです。重度のコミュニケーション障害が、介護者なしに生活することが困難であるにも関わらず、言語障害の介護度は低く判定され、サービスが受けにくい状況があると推測されます。そのため十分な支援に至っていない可能性があります。まず、介護認定調査に失語症の症状に関する項目も含まれることが望まれます。

また、言語のリハビリは医療機関で一八〇日の制限の中で行われますが[※]、その後のリハビリを充分に行う施設は国内に数えるほどしかありません。介護保険制度の中で失語症の言語リハビリを専門に行っている施設は二〇にも満たないとされています[※]。長期的な言語リハビリによる効果のエビデンスも示されているので、退院後に行えるリハビリ環境を全国的に整える必要があります。私は、コミュニケーションの分野から就業・復職をめざす失語症者の言語ボイストレーニング教室を行っていますが、国は失語症者の目的に応じた言語のリハビリテーションを行えるしくみを早急に構築するべきだと考えます。

医療の発達により平均寿命は長くなりました。しかしながら、健康寿命はどうでしょう。誰もが願う「健康で長生き」。でも、実際には寝たきりの方や介護が必要な方が増えています。就業意欲のある失語症者の方への就業支援は、収入を得ることで精神的にも完全に自立することを可能にします。経済的に自立するには、できる仕事に限りがある場合難しいかもしれません。でも、就業する道も閉ざされ、医療費が嵩む八方ふさがりの状態は、本人のみならず国の問題でもあるのです。失語症者の精神的、経済的自立は、国の課題も解決する糸口となるでしょう。

※　二〇一七年現在

ご家族へのサポート 不安をやわらげるコミュニケーション

失語症は、ご本人のみならずご家族の人生も一瞬にして変えてしまいます。コミュニケーションは双方で行うものですから、片方がコミュニケーション障害を負ってしまうと、一番身近にいるご家族は突然どうしたらいいのかわからない、突き放された状態になってしまいます。不安なのはご家族も同じです。医療従事者の方には、そのことも忘れないでいただきたいのです。「どうですか?」「少し疲れてませんか?」など、ちょっとした言葉がけで、気にかけてくれてる人がいることに気づき、孤独感から解放されます。

また、ご本人が感情をコントロールできずご家族にあたってしまうことがあります。一番つらいのは本人だからと、ご家族は我慢してしまいます。誰にも言えず我慢し続けると折れてしまいます。時々、「言っていいんですよ」と、愚痴を聞いてあげてください。負の感情を抱え込まずアウトプットすることで気持ちはスッキリし、仕切り直しができます。ご家族同士のコミュニケーションの場を設けることも必要でしょう。

【特記】

退院後——言葉を取り戻すまでの自分との戦いの記録

自分の心とのコミュニケーション

完全に打ちのめされた出来事

一日は長く、時間はあり余るほどたっぷりありました。体力づくりのためウォーキングも始め、近所のクスノキ林の脇に小川が流れていて、その川のせせらぎを聞きながら、「青は藍よりいでて藍より青し」と発生練習をしながら歩きました。

朝食の後は、庭のウッドデッキのベンチに腰かけて新聞を音読。軽いトピックスを選ぶのですが、一回でとちらずに読むことは相変わらずできませんでした。のんびりやろうと決めたのに、失敗するとムキになり、ちょっと力んで三回、四回、五回と繰り返す。何度やっても漢字でつまずき「やっぱりダメなのかな」と落ち込む日々。

そんな日々が続き、やがて、文字を見るのもいやになり、私は新聞を開かなくなりました。午前中は、ベンチに座っても、ただ池の金魚をぼーっと眺めるだけ。夏の日差しの中、何の悩みもなさそうにスイスイと泳いでいる金魚がうらやましかった。

夜はベッドで目を閉じると、いろいろなものや人物が浮かんできました。いつも冷蔵庫に入っている赤いカンの調味料。中華の味つけによく使う、アレはなんという名前だっけ。クリスマスに飾るツリーは、えーっと、何の木？　ゴルフの尾崎三兄弟のニックネームは……。どれも名前が思い出せず、動悸が激しくなってきました。目をつぶるのが怖くなり、だんだんと私は夜、眠れなくなっていきました。

身体は日増しに元気になっていくのに、それにつれて気持ちの落ち込みはひどくなっていきました。身体はとても健やかなのに、言葉だけが思い通りに戻らない。言葉はもう完全にアウトということなの？

仕事のことは考えないと決めました。それでも、いろんなものの名称が思い出せない、漢字がすぐに読めない、スムーズに音読できないということは、大きな打撃でした。話す、音読するという分野で私は評価されて、これまで胸を張って生きてきたのに。

「何も考えず、のんびりすればいい。大丈夫」。もう一人の自分がささやく。しかし、少しも大丈夫ではありませんでした。どうすればラクになれるのでしょう。いつも考えずにはいられませんでした。これから私がどうなっていくのかを。そして、考えても考えても答えはありませんでした。


マネージャーは、時々電話をくれました。電話の声は、私に仕事復帰する意志が少しでもあるなら、どんな形でもいいから、一刻も早く現場に戻った方がいいと言いました。「いつから仕事に戻れそうですか?」「そろそろ、いかがですか?」と、電話の最後にはいつもこう聞きました。私はなんと返事をすればいいのか困り、曖昧に答えて電話を切っていました。

その日、晴れない気持ちのままぼんやりしていると、突然電話がなりました。画面を見ると、事務所のマネージャーの名前が。どうしよう。なんと言おう。軽いパニックになりました。また仕事の話であることは明白でした。なんと言って対応しよう。混乱する頭であれこれ考えているうちに、留守電設定に切り替わってしまいました。数分後、心を落ち着かせてメッセージを聞いてみると、それは、具体的な仕事の話でした。一つめは、レギュラーだった情報番組にいつ復帰するのか決めよう、という件。もう一つは、月に一度のレギュラー番組の収録日が明後日に決まっている。これを復帰第一作にして大丈夫かという確認。そうだ、曖昧にしていたレギュラー番組の収録は明後日でした!どうしよう!　もう目の前だ!

再び考え始めました。以前と同じ一〇〇%の力でできないナレーションの仕事はしたくない。でも、この仕事は好き。

では、一〇〇%でできなくても、とにかくなんとかナレーションの仕事を続けて行く？　いや、そんなことはできない。では、全く別の仕事を探す？　何度も同じことを考え続けて、もうどうしたらいいのかわからなくなりました。

そこに、またマネージャーから電話がかかってきました。動揺した私は、つい、オンのボタンを押してしまいました。そして、不安定な自分の心の状態をうまく説明することができず、とっさに、いつも言っている言葉が口から出てしまったのです。「大丈夫よ」。

二十代から試行錯誤しながらも仕事の経験を重ねてきた私は、どんな仕事を提案されても「大丈夫よ」「任せて！」と二つ返事で引き受けてきました。そして、完璧にやりとげることが私の一つのプライドであることは間違いなかったのです。「難しいからできない」「私には荷が重い」と断ったことは一度もありませんでした。だから、今回も、「できません」という言葉が、どうしても出てこなかったのです。一度、受けた仕事は絶対にやりとげる。それも私のプロとしてのこだわり。だから、やろう。やるしかない。だけど……。どうしよう。

周囲には心配をかけたくないから笑顔をキープする。しかし、胸の中には嵐が吹き荒れていました。家の廊下を歩きながら、ふと自分がマイクの前に座る場面を想像してみました。

すると、足がすくんで一歩も歩けなくなってしまいました。あわてて、頭の中の映像を振り払いましたが、庭のベンチに腰をおろしていても、明後日のことを考えると足がガクガクと震え出しました。いけない、いけない。他のことを考えようとしましたが、マネージャーの声が追いかけてきて離れません。ギュッと目を閉じると、まぶたの裏には、マイクの前で大失敗をして、うろたえる自分の姿が映し出されました。そして、私はどうしようもないほど激しいパニックに陥りました。動悸は驚くほど激しくなり、胸を手で押さえて大きく深呼吸して落ち着こうとするけれど、ますます呼吸が荒くなり、頭の中は真っ白になりました。どうしたらいいの!? 助けて!? 胸が苦しくてたまらない。

そして、ついに……、私は、明後日の仕事ができないと、伝えたのです。

電話を切った後、胸の動悸と涙はしばらく止まりませんでした。

一度は見切り発車で仕事復帰を試みました。でも、本番を想像しただけで、体中が緊張し、手足がガクガクと震える自分がいました。それは私にとって大きなショックであり、結果、その仕事を断ってしまったことは、自分自身を決定的に打ちのめしたのでした。

息をしているだけの空虚な日々

私が幸せを感じる時って、どんな時だろう。パッと頭に思い浮かぶ「好きなこと」は、自然の中にいる自分でした。

「今まで、ずっと頑張ってきたんだから、このへんでひと休みしよう」「幸せの選択肢はいっぱいあるじゃない」ともう一人の自分は言いました。そうかもしれない。ずっと家の中にいる自分は、あまりイメージできませんでしたが、これまでとは全く違う生き方だってあるはずです。そんな簡単なことに、なぜ気づかなかったんでしょう。

ナレーターにこだわらなくても、私が生き生きと日々を過ごせる道を探せばいいんだ。三六〇度見回せば、幸せ、喜び、生きがいは無数にある。これまでの生活の枠を外して、もっと広い視野で世の中を見よう。真剣に別の生き方を探してみよう。

ベッドに横になりながら、自分に何ができるか考えてみました。持っている資格は自動車運転免許と国語の教員免許、ダイビングのライセンス。これだけ。パソコンはインターネットとメールぐらいしか活用していない。事務処理能力は欠けているかもしれない。特技は誰とでも仲よくなれること。

こんな私にできることは何だろう。自分が光り輝いて毎日を笑顔で過ごすための何か。答えはすぐには見つからない。ゆっくり時間をかけて探し出そう。タオルケットをきちんと身体にかけ、天井からぶらさがっている和風照明の長いヒモを引っ張りました。

暗闇の中で、眠りの波がゆっくりと押し寄せてきました。その波に揺られながら、「ナレーターを辞めてよかったと思えることは何だろう」と自分に問いかけてみました。数秒単位の時間に追われないですむこと。体調管理のためにマスクをして眠らなくていいこと。声帯を痛めるからと控えていたカラオケにも行けること。それから……。

眠りの入り口で一瞬立ちどまった時、一つだけはっきりしたことがありました。それは、これまでとは別の生き方を選択するための勇気を持つ、ということでした。でも、その勇気はなかなか湧いてきませんでした。

連日、目もくらむような夏の日差しが降り注いでいました。私は、いつものように藤棚の下でベンチに座り、池の金魚を眺めていました。もう、手に新聞はありませんでした。あまり人と喋らずに、ぼーっとしている時間が増えていきました。私は違う道を探すことに決めた。なのに、探そうとする気力が湧いてこない。私の心はどこかに行ってしまったのでした。身体はあるけれど中身はからっぽでした。そうして、吸って吐いて、息をしているだけの空虚な日々が過ぎていきました。

封印していた本当の思い

「どうしてこんなことになっちゃったのかな」

ある晩、誰に言うでもなく、ふと、つぶやきました。それから、堰を切ったように次から次へと、喉から絞り出すような言葉がほとばしり出ました。

「身体は元気になっていったのに、
どうしてこんなに忘れちゃった言葉があるんだろう。
どうして言いたいことと違う言葉が出ちゃうんだろう。
どうして文章がうまく読めないんだろう。
どうして、どうして？
どうして私、バカになっちゃったの？」

私は大声で泣き叫びました。


「いつも笑っていたい。でも、笑えない。

なぜ私が？　どうして、こんなことに？

どこかに怒りをぶつけたい。

自分で選んで、ずっと歩いてきた道が、行き止まりになって、納得のいかない選択を迫られて……

なぜ？

なぜ？

楽になる方法があったら知りたい。

ねえ、教えてよ！」

涙が、ぽたぽた畳の上に落ちました。

「だって、よりによって、一番得意なところがやられちゃったんだよ。
治せるものならすぐに治して仕事に立ち向かっていきたい。
でも、私には何の武器もない。
闘いたくてもどうしようもない。
いつ治るかわからない。
自信がないのに、現場に出て、ボロボロになるのが怖い。
勇気がないよ。
だから、仕事をしないって決めた。
そうすれば楽になると思ったから。
でも、全然、楽にならない」

下を向いたまま、鼻をすすりました。

「本当は何がしたいの？」

心の声が問いかけました。

「わからない。
もう、何もわからない。
どうしたらいいか、わからないよ」

こぶしで畳を叩きました。

「本当は分かっているはず。
本当にしたいことは何？」

「だって、迷惑ばかりかける」

「周りはいいの。
自分が本当にやりたいことを言葉に出して。
私が本当にやりたいことを」

「私は、ナレーションが、したい！」

胸の奥の方にしまってあった思いが、涙とともに一気に吐き出されました。
その声は、はっきりと大きくて、自分でも驚くほどでした。

「やっと本当のことを言えた。
もう、ウソをつかない、自分に。
私は本当にやりたいことをやる。
何年かかってもいい。
そのかわり、今日から死にものぐるいで練習する」

涙と鼻水で顔はぐしゃぐしゃでした。

いつの間にか私は自分の本当の思いを封印していました。一〇〇％元に戻らないかもしれない。それが怖いから逃げていた。自分の願いをごまかしていた。でも、誰に、何に気兼ねしていたんでしょう。私の人生は誰も変わってくれない。自分の望むように自分らしく生きていけばいいんだ。

私はようやく暗闇から抜け出しました。別の生き方を考えたけれど、やはり私はナレーターを続けたい。その願いを口にしたことで、はっきり針路が定まりました。どんなに長く険しい道が待ち受けていようとも、私は立ち向かっていく。

分厚い壁に亀裂が入った！

毎日の日課が変わりました。朝の「青は藍よりいでて藍より青し」ウォーキングと犬の散歩を復活。そこに新たに加わったのが、目につく文章を声に出して読むということ。新聞、雑誌、絵本、広告、何でもいい。黙読はせず、即、音読。音読する時はお腹から声を出す。

新しい習慣の二つめは、自分自身にクイズを出すことでした。たとえば、クイズの問題は、映画俳優や作家、花の名前、目についた事柄の名称。そして、レオナルド・ディカプリオ、紫式部、ホウセンカ、バス停などと答えるのです。思い出せないものもありました。でも、それを怖がらずに挑戦する。どうしても思い出せなかったら、誰かに聞けばいい。そして、その名称を忘れないようしっかりノートに記す。

三つめは、言い間違えた自分を笑っちゃうこと。これ、一番大事だったかもしれません。いちいち落ち込んでいたら、一歩も前に進めない。発想の転換をしよう。

「ニンジンがカボチャだなんて、愉快じゃない？ 私っておもしろ〜い」と、こんなふうに。毎日が少しずつ変わり始めていました。

ある日、地域の朗読サークルに誘われました。『フランダースの犬』の読み合わせをするのだということでした。あまり気乗りしませんでしたが、一人で家にいるのも退屈だったので、見学に行くことにしました。

会議室には主婦と思われる方々、数名が集まり、舞台衣装について楽しそうに相談していました。私は、「おじゃましまーす」と挨拶して隅に座りました。しばらく、みんなでおしゃべりしているうちに、「あら、××さんが来ていないわね」「困ったわ。アロア役がいないと読み合わせができない」と騒ぎ出しました。

アロアというのは、主人公ネロ少年の仲のいい女の子の役名です。その時、みんながいっせいに私に顔を向けました。

「ねえ、アロアの役、やってもらえないかしら」

「えっ、私ですか？」

どうしよう、自信がない。「病み上がりだから」と牽制しました。でも、期待の視線は私に注がれたまま。どうしよう。みんな、とても練習に意欲的だから、力になってあげたい。「ちょっと見せてください」と台本を見せてもらいました。セリフは多かったのですが、難しい言い回しはなさそうでした。でも、今の私にできるでしょうか。一瞬、ためらいました。でも……。

「わかりました。アロア、引き受けます」

と、私は言っていました。


こんな小さな朗読の練習会なのに、すごく緊張する。

アロアの番が来た。

第一声。

できた！

大きな声が出た。

私の前に立ちふさがっていた巨大な分厚い壁に、小さな亀裂が入った、まさに、そんな瞬間でした。

そこから後はとくに問題もなく朗読を進めることができました。

朗読会は本当に楽しかった。上手下手は関係なく、時間に追われず、朗読そのものを、それぞれが楽しむ。私は原点に戻った気がしました。帰り道、私の心の中に、あたたかい何かが生まれていました。

待っていても奇跡は起こらない

待っていても奇跡は起こらない。どれだけ時間がかかってもナレーターに復帰するという明確な目標ができたからには、奇跡は自分で起こすしかない。でも、自分自身の気持ちが固まったからといって、はいそうですか、と、とたんに文章がスラスラ読めるなんてことはありえませんでした。

退院直後に比べればかなり上達したとは思いましたが、なかなか合格点まで達せず悶々とした日々を送っていました。さけの遡上を上回る根気と忍耐が必要なのは重々わかっているつもりなのに、早く結果を出したくてあせってしまう自分がいました。

いったい世の中に私と同じように失語症で苦しんでいる人はどれくらいいるのでしょう。同じ悩みを持つ人と苦しみを共有したい思いにかられました。

翌日、書店に向かいました。書店で私が探している体験記はなかなか見つからず、お店の人に聞くと、取り寄せになるということでした。せっかく勢い込んできたのにガッカリ。

そこで、もう一つの目的、脳トレーニングの本を探すことにしました。最近、音読が注目されているおかげで、たくさんの関連本が出版されているはず、と、棚を順番に見て行くと、ボケ防止や認知症の人達の脳の働きを改善するとううたい文句で、コーナーの一角に数多くの本が並んでいました。それらの本の表紙の〝ボケ予防〟や〝物忘れ〟の文字に、一瞬「少し違うかな」とも思いましたが、とりあえず一冊のテキストを手にとってみました。

ペラペラめくってみると、近代日本文学の冒頭の一文がページごとに抜粋されていました。それをできるだけ速く音読し、二回続けて読み、何秒かかったかを計測するというものでした。「音読することによって、その他のどんなことよりも脳がたくさん働き」「スラスラ音読できることが、脳のトレーニングには重要である」らしい。

これ、今の私にもってこいでは!?　うん、これだ。ステップアップの手がかりを見つけた気がして、嬉しくなりました。早く帰ってきてチャレンジしてみよう！

レジで会計をすませると家に急ぎました。帰宅して、すぐに本を開きました。最初に簡単なテストをしてみましょう、とありました。一から一二〇までの数字を、声に出してできるだけ速く数え、所要時間を計ると書いてありました。

さっそく、やってみました。一分五秒。手始めにしては、いい感じでは。私は内心、ニヤッとしました。ところが、解説を読んで唖然としました。四五秒で中学生、三五秒で高校生、二五秒を切ると理系の大学生レベルとあったのです。うそでしょう。みんな、そんなに速く読むことができるの？　これは相当ハードルが高い。出鼻をくじかれたかっこうでした。ストップウォッチは正直だから、この数字が今の私のレベル。中学生以下。あ〜あ。

いや、ここで落ち込んではいけない。何事も、自分を知ることからスタートするのだから。今後、毎日、音読訓練をすることによって、いつかこの冒頭の数字速読みテストで高校生レベルになってみせる。この本にも書いてある。「毎日、積極的に脳を使う習慣をつけることによって」「脳の働きを向上させる」のだと。日々、短時間でもいいから継続して、音読をできるだけ早く行うよう努力することが大切だということがわかりました。

テキストは何でもかまわないのかもしれない。でも、名作と言われている文章は、日本語として美しく、語の固まりが流れるように続きます。音変換しやすいのではないでしょうか。私は気合を入れ直しました。この本を何が何でも制覇しよう。

このテキストでは目標所要時間は設定されていませんでしたが、私は自分なりに目標タイムを決めました。一ページを一分で読みきる。一日目、夏目漱石『坊っちゃん』。ストップウォッチ、スタート。〈親譲りの無鉄砲で子供の頃から損ばかりしている。（略）友達に見せていたら、一人が光ることは光るが切れそうもないと云った〉繰り返し。

ストップウォッチ、オフ。これだけつまずいたら、どんな数字が表示されるのだろう。ドキドキして数字に目を凝らしました。一分二〇秒。話にもならない。がっくりを通り越して、笑ってしまいました。二日目、太宰治『走れメロス』、一分三〇秒。またまた話にもならない。三日目、宮澤賢治『銀河鉄道の夜』、一分一〇秒、くじけそうになる。でも、もう誰にも涙は見せないと決めたのです。

私は私自身のために頑張るしかないのでした。

この『脳を鍛える』のテキストの他にも、毎日、ありとあらゆる文章を速読しました。とくに新聞は、よく利用しました。新聞には政治、社会問題、スポーツ、投稿、さまざまな分野の最新情報が掲載されています。おかげで、使われている語句もバラエティに富み、私にとっていいテキストになりました。一人クイズ対決も続けました。映画『マトリックス』の主役は？　あの端正な顔立ちの俳優は、キアヌ・リーブス！　隣の庭先に咲いている黄色い花はマリーゴールドだ！　私の好きな時代小説の作者は？　藤沢周平！

こんなふうに。そして、答えも、相変わらずノートに書き続けました。各ページは、さまざまなジャンルの単語で埋めつくされました。このクイズは、どんなに時間がかかっても、自分で答えを絞り出すことに意義があります。記憶の糸をたぐり寄せる作業もまた、脳の刺激になるような気がしました。どうしても思い出せない名前や単語は、周囲にさりげなく尋ねました。「アレは、何て言うんだっけ」。こうして、みんなの協力を得て、脈絡なく多種多様な単語がズラリと並ぶノートができあがりました。

脳トレのレッスンは、うまく行く日もあれば時間がかかり過ぎる日もあり、急速な進歩を見せませんでした。テキスト一〇三ページ、与謝野晶子『新訳源氏物語』、一分二〇秒。なかなか一分切れない。もどかしい。

このテキストには小学生レベルの漢字書き取りの練習問題もありました。

旧タイ依然とした社風

商売がナり立つ

テイ裁よく包む

事件のシュ材をする

一ページに二〇問。これは毎回、九割の確率で正解することができました。漢字を読むのは苦手でしたが、書くことにはあまり苦労しませんでした。漢字は形として覚えているからでしょうか。

漢字書き取りで束の間、休憩をとりながらも、名文の音読レッスンは続けました。一四一ページの田中英光『オリンポスの果実』、一分二秒。もう少し。もう少しで絶対いける！

私は自分自身を奮い立たせました。そして最後のページをめくりました。一四七ページ田山花袋『田舎教師』、五八秒！ついに一分を切りました。

少しずつスピードアップしながら、とうとう目標タイムをクリアし、最後のページを終えました。

一冊やりとげた！　そして、気がつくと私は、速読、即読、朗読に自信を持てるようになっていました。この三つができるなら大丈夫。私はきっと大丈夫だ。

プロとして戻ってこい！

「私はもう大丈夫」。でも、その思いはまだ完璧ではありませんでした。おそらく、周囲の多くの人は、私のしゃべりを病気以前と全く変わらないと感じるに違いありません。でも、完全に同じと言うにはほんの少し欠けているものがあることを、私自身はわかっていました。私の心に揺るぎない自信がつくまで、もう少し時間が必要でした。私は絶対にパーフェクトな状態に戻る。そんな確信があったから、しばらくして、夏の暑さがぶり返したある日、やっと事務所のマネージャーに会う決心がつきました。

「私、必ずナレーターとして復帰しますから、一〇〇の力が戻るまでもう少し待っていて欲しいんです」

それでも、早い復帰を望むマネージャーは「今すぐに簡単な仕事から始めてはどう？」と粘り強く主張しました。私は、いや、そうじゃない、そういうことじゃないんだ、と首を横に振って唇を噛みしめました。

「一点の曇りのない自信がつくまで、あと少し、どうか待ってください」

いつの間にか私は声を立てずに泣いていました。マネージャーは決心がついたように、はっきりとうなずきました。

「わかりました。必ず戻ってきてください！」

その後も、私はくじけず努力を重ね、ナレーションへの自信を日増しに取り戻し、一〇〇％の自分に近づきつつありました。そうして、九九％までたどり着きました。

あとの一％。最後まで心の奥底にへばりついていたもの、それは、自分の言葉で表現する、ラジオの生放送に対応できるかどうかというわずかな不安でした。もし万が一、生放送で突拍子もないことを口走ってしまったら。そんな悩みを、姉のように慕っているパーソナリティの先輩に打ち明けてみました。

「この番組は、突拍子もないことを言う沼尾さんが戻ってくるのを待っているのよ。今までだってそうでしょう？思いもかけないおもしろトークを、あっけらかんとできる人は沼尾さんしかいないわ。もし、つまずいてもスタジオには私がいる。それに外回りスタッフはかなり強力な助っ人だってこと、よく知っているでしょう。身体さえ元気なら、何にも心配しないで、戻ってらっしゃい」

そうでした。中継の中で私は、今まで、とんでもない勘違いをして受け答えをしたり、リスナーが唖然とするようなリポートをしていたのでした。神妙な顔つきで悩みを打ち明ける私に、クスッと笑いながらかけてくれた言葉に、心の中に最後まで残っていた氷は急速に解けました。ケーキをほおばりながらカフェで泣き笑いしてしまいました。

数日後には、ようやく、担当していた情報番組のプロデューサーにも挨拶に行くことができました。毎日のレギュラー番組なのに、突然、ご迷惑をかけたことをわび、後少しで必ず復帰することを伝えました。

「そうか。本当に大変だったな。一〇月には復帰できるんだな。ただし、やるからにはプロとして戻ってくるんだぞ。待ってるから！」

「プロとして仕事をする」。それこそが私が心に誓った一番大切な思いでした。なんて心のこもったエールでしょう。プロとして完璧にやりたいからこそ、一〇〇の力でできないなら復帰はしない。奇しくもプロデューサーの言葉は私の信条と合致したのです。

そう、最後の壁を突き破る勇気を与えてくれたこの言葉によって、私はついに「自信」という武器を手に入れることができたのでした。

私の闘いは、失語症が相手だとずっと思ってきました。しかし、そうではなかったのです。自分自身との闘いだったのです。

自分の状態を正面から認める強さ。

「もし言葉が元に戻らなかったら」という恐怖心と闘うパワー。

これから進む道を選ぶ勇気。

そして未来を信じる姿勢。

いずれも、簡単には持つことができない。でも、あきらめずに、もがき苦しみながら闘ってきました。克服すべき壁は私の中にあったのでした。

もうマイクの前に座っても大丈夫。そんなふうに自分でも思い始めた頃、病院での検診がありました。退院してから二度目となる検診で、ＭＲＩを撮ることになっていました。

勝手知ったる病院内を、迷うことなく進んで地下のＭＲＩ室に行き、工事現場のような音が響くドームの中で約二〇分過ごした後、一階の脳神経外科外来へ向かいました。

先生の笑顔が懐かしかった。「調子はどうですか?」と聞かれ、これまでの苦悩やつらい出来事をどう話そうかと少し迷いましたが、結局、「はい、元気です」とだけ笑って答えました。

ニコニコしながらＭＲＩのフィルムを見ていた先生の顔が急に変わりました。

「おや、これは沼尾さんの写真じゃないでしょう」

と、困惑した顔で言いました。私は急に不安になりました。何だろう。また出血が起きているのでしょうか。先生は看護師さんに「入院中に撮った写真を持ってきて」と指示しました。そして、二つの画像を並べました。

「よく見てください。右が入院中の画像、そして左が今日撮ったもの。右の写真には、はっきり写っていた大きな白い影が、左の写真にはないんですよ」

「それってどういうことですか？　先生、私は脳梗塞ではなかったんですか？」

「いいえ、それは間違いありません。ほら、白い影はなくなっていますが、茶色い線は見えるでしょう？　これは出血の跡です。つまり、沼尾さんは脳梗塞を起こして、その部分が出血する出血性梗塞だったんです」

そう答えた後、先生はしばし考え、こう説明しました。

「沼尾さんの場合、脳梗塞を起こした部分が一度は詰まりかけて、結局は詰まらずに流れた。それで、すでに死んでしまった脳細胞もあるけれど、死にかかった末にギリギリ助かった脳細胞が多かったのではないかと推測されます。処置が早かったからよかったんですね。ＭＲＩには、死んだ脳細胞も死にかけの脳細胞も、同じように白く写ります。沼尾さんの以前あった白い影のほとんどは、瀕死の状態の脳細胞で、結局、助かったから白い影は消えたのでしょうね。実際に死んだ部分がとても少なかったこと、そして、死んだ部分が言語野の中枢のとくに重要な部分から微妙に外れていたことが幸いでした。そのおかげで言葉もこんなに回復したんだと考えられます。よかったですね。もう何の心配もいりませんよ。ただ、薬だけは忘れず飲み続けてくださいね」

私の脳細胞のほとんどは死んではいなかった。その事実を知ったことは大きかった。もう本当に大丈夫なんだ。私はこれで正真正銘、自信を持って仕事に復帰することができる。生放送も怖くない。もはや何の迷いもありませんでした。

ついに、マイクの前へ……

ついに初仕事の日を迎えました。

目の前にテレビ局の社屋がそびえ立っていました。やっと戻ってきたんだ。首の後ろあたりがゾクゾクッとしました。ロータリーを歩く人々の気ぜわしい足音が、一瞬にして数ヶ月前の何事もなかった頃の私に引き戻しました。正面玄関に向かう人達の波に合流した瞬間、私はテレビ局で働く人になりました。

復帰後の初の仕事はＣＭのナレーション。原稿チェックは以前なら当日に現場で行っていました。でも、今回は、念のため前日に原稿をＦＡＸで送ってもらうように頼みました。

そして、自宅で何度も下読みをしておきました。やはり、久しぶりの仕事は、準備万端で臨みたかったのです。やるべきことはやったから、これでもう大丈夫のはず。

でも、スタジオに近づくにつれて胸がドキドキし始めました。エレベーターで一四階へ。上昇するごとにドキドキはますます激しくなって、一緒に乗っている人に聞こえてしまいそうでした。ドアが開き、廊下に足を踏み出す。身体がフワフワする。

私、大丈夫だろうか、

大丈夫だろうか、

大丈夫だろうか……。

スタジオの大きな防音ドアの前に立ちました。もう後戻りはできません。ノブに手を伸ばし、勢いよく押し下げました。

「おはようございます！」

久しぶりに会うディレクター、私の声を二〇代の頃から整音してくれているスタッフが待っていました。しばらく談笑。リラックスしているつもりでしたが、私の声はどこかうわずっていました。

やがてディレクターが言いました。

「では、そろそろ始めますか」

私はアナウンス・ブースに向かった。

デスクの上にはモニター。

スタッフが、私の身長や声量に合わせてマイクの位置をセットし、ブースから出ていく。

モニターの向こうのガラス越しに、スタッフたちの背中が見える。

私はヘッドホンをつけた。

この瞬間、「ナレーター・沼尾ひろ子」になった。

ガラス越しにディレクターが振り返り、笑顔を見せる。

「沼尾さん、では、よろしくお願いします！」

私はカフを上げる。

マイクONの赤いランプがついた。

「はい、よろしくお願いします」

ヘッドホンから自分の声の返しが聞こえる。

胸のドキドキはピタッと止まった。

モニターがカウントし始める。

一〇、九、八、七……

私は自分の場所に戻ってきた。

失語症について

ＪＣＨＯ東京新宿メディカルセンター　言語聴覚士　須藤英津子氏

失語症は脳の言語中枢の損傷が原因

脳梗塞の後遺症の一つに「言語障害」があり、言語障害は、さらに「構音障害」と「失語症」に分けることができます。この二つは片方だけが出る場合もあれば、構音障害と失語症がダブルで出ることもあります。

構音障害というのは、言葉を話すために使う筋肉を動かす脳細胞に障害を受けたことで出る後遺症。言葉の理解は通常通りだけれど、舌やくちびるなどが麻痺しているので思うように動かず、歯切れよく話せない。いわゆる、ろれつが回らないという症状です。

一方、失語症と言うのは脳の言語中枢を損傷した時に出てくる症状です。

脳梗塞以外に、脳出血、脳腫瘍、事故による外傷なども原因になります。たまに、精神的ショックを受けて話のできなくなった人を失語症と表現するのを耳にしますが、これは正確には失語症に含まれません。

失語症の具体的な症状は次の四つです。自分の思っていること、考えていることを、うまく言葉に置き換えて話すことができない、または書くことができない。あるいは、言葉という形で伝達された内容を、聴いて理解することができない。または読んで理解することができない。つまり、聴く、話す、読む、書く、の能力に何らかの障害を受けている状態です。これらの程度は人それぞれで、タイプもさまざま。聴いて理解することはできるけれど、思ったことを言葉にして話すことはできないという人もいれば、その逆のケースも。または、たった一つの言葉しか出てこない症状、流暢に話すのに会話が成立しないケース、意味のない言葉ばかりを発する症状などもあります。

脳の損傷の場所や程度によって、失語症以外に運動障害や高次脳機能障害（高次な精神活動が困難になる状態）などを一緒に起こす場合も少なくありません。失語症だけに限っていえば、手術や薬などで言語能力を高めることはできず、一般的に言語治療が有効だといわれています。

なお、失語症というのは言葉の記憶を失ってしまうわけではありません。これまで頭脳の中で積み上げてきた言葉の配列が崩壊した状態だとされています。崩壊してしまったので、必要な言葉を取り出すのに時間がかかったり、どこにあるのかわからず出てこなかったりするのです。

失語症の患者さんのレベルを調べるためには、絵や文字のカード、文章などを使った検査があります。六段階に評価が分かれ、話す、聴く、読む、書くのそれぞれのレベルを調べることができます。いきなり検査を行うと患者さんが委縮する心配があるので、初日に検査はまず行いません。

リハビリは基本的に個室を用意して患者さんのレベルに合わせて、会話をしたり、絵カードや文字カード、文章カード、本、新聞などを使ったりしながら進めます。また、リハビリタイムに、じっくり患者さんに話をうかがうということにも意味があります。脳梗塞を起こしたばかりの人、重症の人は、思っていることを言葉にして出すまでに時間がかかります。患者さんが病棟で接する人達の多くは、話を聴くことになかなか時間をさくことができません。そのため患者さんのストレスがたまることも珍しくないんです。時間をかけての会話もリハビリの一環といえます。

なお、一般的にリハビリは、病状が安定したのち、早めにスタートした方が回復は順調とされています。そして、自分から「治そう」という気持ちの強い人は早く効果が出ます。ただ、脳の損傷場所によっては、どうしてもやる気が出ないという障害を持つ場合もあります。なので、そういう障害がない場合、という前提ですが。

社交的な性格がプラスに！

初めて沼尾さんにお会いした時は、病気のために少しぼんやりしている印象で、まだ現状を把握しきれていないようでした。お話をしてみると、時間をかければ人の助けを借りなくても、一人でコミュニケーションをとれる状態。症状は軽いと判断しました。レベルの検査には抵抗がありそうだったので、結局、本格的な検査は一度も実施していません。

テキストは通常は、難しくても新聞や一般的な読み物などのレベルのものまでです。沼尾さんは、職業を考慮して、後半はレベルの高い内容のものを用意しました。早口言葉も、普通は失語症の人には使わないテキストです。

また「漢字でひっかかる」ということでしたので、漢字が多用された文章もいくつか提案しました。

リハビリに対して沼尾さんは人一倍、熱心だったと思います。非常に前向きで尊敬の念を抱いたほどです。仕事復帰への不安は言葉の端々から感じとれるのですが、そういう葛藤を抱えながらも、いつも、頑張ろうという気持ちが前面に出ていました。ただし、頑張りすぎて心身の健康に支障が出てしまうと大問題。頑張りすぎる人には、様子を見て、テキストなども小出しにするなどの工夫はしています。

回復は早かったと思います。退院するかなり前から日常生活には問題ないほどになっていました。回復が早かったのには、若さもあると思います。当然、早いリハビリのスタートと、本人の頑張りも忘れることはできません。また、社交的な性格もプラスに働いたといえそうです。もともと社交的な人は、うまく話せないながらも、自分からどんどん話しかけたり、人の輪に入っていこうとするので、それが回復を助けてくれます。逆に自分の殻に閉じこもってしまう人は、なかなかリハビリが進まないこともあるようです。

リハビリの時間に、沼尾さんがよく話題にしたのは、今後、ナレーターの仕事をやっていけるかどうかということでした。途中から目に見えて回復したので、退院の頃には「お仕事も、その内容を選べば大丈夫ではないか」と思うようになりました。ただ、以前のように、生でナレーションを入れるのは難しいかもしれない。その時は、私もそう感じましたし、沼尾さん自身も入院中何度か口にしていました。

なお、リハビリ中に沼尾さんは、一度できたことが、次の機会にはできないということを何度か経験しています。これは珍しいことではありません。できたり、できなかったりを繰り返しながら徐々に、という傾向をたどるのは通常のこと。ただ本人にとって、非常にストレスとなります。

音読は脳の機能をアップさせる

失語症のリハビリの現場でも、しばしば患者さんに音読を行ってもらいます。新聞の音読を宿題にすることもあります。その際「速く読んでください」と言うことはありません。「ゆっくりでもいいので、声に出して」と提案します。声に出して読むことは確かに有効で、意味のあることなんです。最近、世間では〝脳トレーニング〟いわゆる脳トレが話題。脳トレの場合は健常者を対象として、音読は脳の全般的な機能を活発化するとされています。やはり、音読は脳の機能を活発にしてくれる、と言っていいのかも知れません。

失語症を克服して、その後

私を襲った脳梗塞による失語症は世界を一八〇度変えてしまう障害でした。大好きな人達の言葉がわからない。テレビを観ても画面に映し出されているのはただの映像で意味をなさない。伝えたい心はあるのに伝える言葉が見つからない。

たとえて言うなら東西南北、天も地もわからない砂漠のど真ん中にぽつんと一人立っている状態。寒い、暑いといった感覚や感情があったとしても、それを表現する術がないのです。もしそこに誰かがいて、あなたに「暑いね」と声をかけたとしても、それはただの音に過ぎません。世界は輝き、取り巻く人々は笑ったり泣いたり怒ったりしているのに、自分だけがひとりぼっち。孤独の闇なのです。

失うものはあまりにも大きいものでした。

特に若い世代、働き世代の方には社会でのポジションを失う現実も見過ごせません。後遺症に悩む人達の思いは同じ体験をした者にしかわかりません。自尊心を粉々に打ち砕かれるのがこの障害の特徴と言っても過言ではありません。昨日まで当たり前の「意志＝心」をのぞくすべてがリセットされ、さらに、再起動ができない。自分を信じることができないことほど惨めで苦しいことはありません。

人と話すことが嫌になってしまい、関わりを自ら断ってしまう方も少なくありません。また、誰かに相談しようと思ってもどこに行けばいいのかわからない、実際に心の通い合える場がないという声も多く聞きます。生きる意味をも失ってしまう失語症。絶望の最中、私は同じ失語症者の方とのつながりを切望していました。伝えることのできない苦しみを共有することが救いだったのです。

そんな思いから、二〇〇八年、脳梗塞患者と家族のための精神的自立支援の会を立ち上げました。前に進むために、体験した者同士がわかり合える場、孤独に陥らない、殻に閉じこもらないための交流の場を作り、情報交換・悩みの共有・仕事復帰のための勉強会や朗読会を行ってきました。

また、介護に携わる家族同士の交流も、決して介護孤独に陥らないために必要不可欠です。抱え込まず、情報を交換し合うご家族同士でコミュニケーションをはかる場。自分の人生に言い訳せず前向きに生きる選択をしましょう、自立して生きていきましょう、私はそう伝えたかったのです。

朗読は楽しみながら声を出して表現することを目的としました。

活動を続けるうち、失語症者の真の自立は精神的なものだけでは成り立たないのだと思い知らされるようになりました。それは、会に届く悲痛なメールの数々が教えてくれました。「とうとう明日食べるお米がなくなり、『死』という言葉が頭をよぎります」という文面にも、適切なアドバイスができませんでした。社会復帰したくても就業への門戸が閉ざされている現実が立ちはだかっていました。まさに生きる糧を奪われているのです。

私は、経済的自立なくして真の自立とはいえないことに気づきました。

二〇〇九年から、就労を目指す失語症者の言語ボイストレーニング教室、失語症を知ってもらう講演、失語症者就労支援農園プログラムを通して、真の自立を後押しする活動を行っています。

あとがき

私がこの本を通して一貫して伝えたかった言葉が二つあります。一つ目は、医療に従事するみなさんが患者とのコミュニケーションにおいて一番大切にして欲しいこと、「寄り添う」という言葉です。

コミュニケーションのテクニックは、全てのシチュエーションに通用するものではありません。時には失敗をおかしたり、誤解を受けたり与えたりしてしまうこともあります。でも、コミュニケーションはやり直すことができます。私が伝えたい二つ目の言葉、それは「コミュニケーションは育つ」という言葉です。

脳梗塞による失語症の障害を負ったことは、神様が与えた使命なのだと思うことがあります。あのひとりぼっちの苦しみを誰にも味わって欲しくありません。私の体験を伝えることによって、医療に関わるみなさんが、失語症の方を理解し、より良きコミュニケーションを図れますように。失語症の方が自分自身と向き合い笑顔の人生を送ることができますように。

本文は「失くした言葉が取り戻せた！」（講談社　二〇〇八年）、「ナレーターなのに失語症になっちゃった」（エスコアール　二〇一四年）をベースに、精神的葛藤の変遷とコミュニケーションの取り方の解説で構成されています。

最後に、この本を出版するにあたり、惜しみない力をお貸しくださった株式会社エスコアールの鈴木峰貴さん、中村有希さん、デザインに携わってくださった豊田秀夫さんに心より感謝申し上げます。

沼尾ひろ子

【参考文献】

「脳が言葉を取り戻すとき　失語症のカルテから」佐野洋子・加藤正弘著　日本放送出版協会　一九九八年
「脳卒中後のコミュニケーション障害　改訂第二版　成人コミュニケーション障害者のリハビリテーション：失語症を中心に」
竹内愛子・河内十郎著　協同医書出版社　二〇一二年
「行動科学　健康づくりのための理論と応用」畑栄一・土井由利子著　南江堂　二〇〇三年
「ヘルスコミュニケーション　改訂版」ピーターGノートハウス・ローレルLノートハウス著　九州大学出版会　二〇一〇年
「言葉と脳と心」山鳥重著　講談社　二〇一一年
「医療コミュニケーション・ハンドブック」杉本なおみ著　中央法規出版　二〇〇八年
「奇跡の脳　脳科学者の脳が壊れたとき」ジル・ボルトテイラー著　新潮社　二〇一二年
「医者と患者のコミュニケーション」里見清一著　新潮社　二〇一五年
「神経心理学入門」山鳥重著　医学書院　一九八五年
「医療コミュニケーション「スキル」を学ぶ前に読む本」岩堀禎廣・近藤直樹　薬事日報社　二〇〇八年
「言語聴覚士のための心理学」山田弘幸著　医歯薬出版　二〇一二年
「日本語発音アクセント辞典」ＮＨＫ出版　一九九八年
「日本語発音アクセント辞典新版」ＮＨＫ出版　二〇一六年
「声に出して読みたい日本語」斎藤孝著　草思社　二〇〇一年
「川島隆太教授の脳を鍛える大人の音読ドリル―名作音読・漢字書き取り六〇日」くもん出版　二〇〇三年
「失語症者への情報保障のあり方に関するアンケート調査２０１３」ＮＰＯ法人全国失語症友の会連合会　二〇一三年
「失語症の人の生活のしづらさに関する調査」ＮＰＯ法人全国失語症友の会連合会　二〇一三年
「失語症者のニーズに対応した機能訓練事業所の効果的・効率的な 運営の在り方に関する調査研究」特定非営利活動法人日本失語症協議会　二〇一七年
「意思疎通を図ることに支障がある障害者等に対する支援の在り方に関する研究」みずほ情報総研株式会社　二〇一六年
「よくわかる失語症ことばの攻略本ことば体操編」沼尾ひろ子著　エスコアール　二〇一六年
「よくわかる失語症ことばの攻略本音読編」沼尾ひろ子著　エスコアール　二〇一六年
「奇跡　失くした言葉が取り戻せた！」沼尾ひろ子　講談社　二〇〇八年

著者プロフィール

沼尾ひろ子（ぬまお　ひろこ）

TVナレーター／フリーアナウンサー

言語ボイストレーナー

株式会社AXIS DO 代表取締役

民放アナウンサーを経てフリーに。現在TBS「ひるおび！」のナレーション等担当。二〇〇六年脳梗塞により失語症となるが懸命の言語トレーニングで放送業界に復帰。それらの経験をもとに、失語症者への言語ボイストレーニング、医療従事者への「育てるコミュニケーション」教育を行う。講演・執筆活動、失語症者のための農園プロジェクトに取り組む。

著書「地声のままで大丈夫！ 好かれる声の磨き方」「よくわかる失語症ことばの攻略本 ことば体操編」「よくわかる失語症ことばの攻略本 音読編」「音でわかってすぐに使える 失語症ことばの手帳」他。

デザイン：豊田 秀夫

失語症になった私から
医療の現場で働くみなさんへ38のメッセージ
～医療現場でのコミュニケーション～

2018年　4月10日　初版第1刷　発行
著　者　沼尾ひろ子
発行者　鈴木弘二
発行所　株式会社エスコアール　　千葉県木更津市畑沢2-36-3
電　話　販売　0438-30-3090　FAX　0438-30-3091
　　　　編集　0438-30-3092
　　　　URL　http://escor.co.jp
印刷所　株式会社わかば

 ISBN978-4-900851-96-2